最強で
エレガントな
免疫を作る
100の
レッスン

エリカ・
アンギャル

GENTOSHA

悪いのは細菌ではない。
自分の体内環境を改善すればよいのだ。

――19世紀に活躍したフランスの細菌学者　ルイ・パスツール

はじめに

新型コロナウイルスの爆発的な感染拡大によって、未だに多くの人にとって先の見えない不安な日々が続いています。未知の病原体による強制的なパラダイムシフト（価値観の変化）で、日常生活の様々な場面で変化への適応が求められる今、近代細菌学の父と呼ばれるルイ・パスツールが約160年も前に残した言葉に、これからの健康に対する意識改革のヒントが隠されているように思えます。

病原体との闘いは、その特効薬やワクチンが開発されれば終わりということにはなりません。なぜなら、たとえ新型コロナウイルスの感染が収束しても、また新たな病原体が生まれ、それが繰り返されていくからです。

でも、悲観する必要はありません！　ルイ・パスツールの言葉のように、意識を病原体ではなく自分自身の体に向けてみればよいのです。

私たちの体には、信じられないほど強くて、この上なくエレガントな「免疫」というシステムが備わっています。免疫は体内にバリアを形成し、24時間休むことなく病原体の攻撃から守ってくれます。その頼もしさは、まるで正義の味方のスーパーマンのよう。

その上、免疫は美しさとも切っても切れない密接な関係があります。強いだけでなく、ビューティー面もきちんとケアするエレガントさは、ワンダーウーマンのようでもあります。私たちが生まれながらに持っているこの驚くほど優れたシステムをしっかりと機能させていれば、これから先どんな病原体が現れても過剰に恐れる必要はないのです。

しかし、免疫システムがうまく機能していないと、バリアが弱まり、スーパーマンとワンダーウーマンが本領を発揮できなくなってしまいます。残念ながら今の時代を生きるほとんどの人たちが、免疫システムを破壊する悪いお手本のような生活を送っています。その他にも、不適切な抗生物質の服用、抗菌石鹸やアルコール手指消毒液の過剰使用も免疫システムに悪影響を及ぼす可能性があることは、日本ではまだあまり知られていません。

病原体から身を守るための奇跡の薬やサプリメントはありません。どんなに医学が進んでも、「健康」そのものを注射で体内に注入することもできません。しかし、あなたの免疫システム自体が、世界で最も優れた自然の薬局になり得るのです。あなたの体は、病原体と闘うために免疫細胞という優れた自然薬を作ります。この免疫細胞は、たとえウイルスに感染しても、あなたを健康に保つために非常に重要な役割を果たします。免疫システムは自分専用の特別医療チームであり、免疫細胞はオーダーメードの薬ですから副作用は一切ありません！

私たち人間は、細菌、ウイルス、真菌、寄生虫などの微生物とははるか昔から共存してきました。新型コロナウイルスは驚異的な速さで地球上に広がり、歴史に残る大きなインパクトを残しましたが、決して史上最後のウイルスにはなりません。またすぐに、さらに手強いウイルスが発生する可能性もあるのです。

ですから、それらを消滅させるという考えは、非常に時代遅れです。新たな病原体が発生するたびにそれを敵視して必死に撲滅《ぼくめつ》を目指すのでなく、普段から自分の免疫力を最大限に高めておいて、その病原体とうまく共存する道を模索するのが最も賢い方法です。

私は、これまで美とダイエットに関するアドバイスを多くしてきました。しかし、もともとオーストラリアで学んだ栄養学は、免疫系、免疫と栄養の関係を様々な角度から捉えたものでした。もちろん現在もその分野に関しては、最新の情報をチェックして、常に知識をアップデートしています。そこで実感するのは、食べ物、ライフスタイルが、私たちの身体の免疫機能にいかに大きく関わっているか、ということです。今こそ、その知識をみなさんにお伝えしたく思います。

新型コロナウイルスの脅威の中で、これから一体どうなってしまうのだろうと漠然とした不安に襲われている方も多いと思いますが、ぜひこの機会を健康と美容に対する考え方を変える絶好のチャンスと捉えてみてください。この本が、もっと美しくなりたいと願うポジティブなモチベーションを持ち続けたまま、心身共に健康的でしなやかに生き延びるため、食生活やライフスタイルを変えるきっかけになり、ずっとあなたに寄り添って応援し続けるお守りのような存在になれたら嬉《うれ》しいです。

大好きな日本のみなさんへ愛を込めて

エリカ・アンギャル

c o n t e n t s

1

たとえワクチンがなくても、免疫というバリアは自分で作れます。

病気になりたくない、健康であり続けたいと願う時、私たちは安易に奇跡的な特効薬や治療法、サプリメントなどを探してしまいます。それは美しくあり続けたいと願う時も全く同じでしょう。完璧な肌を約束する美容液、減量を保証するサプリメントやダイエットツールなど、「これだけでＯＫ！」という簡単な解決策を求めてしまいがちです。しかし残念ながらそのような魔法の薬はどこにもありません。その代わりに、私たちの体には驚くほど優秀な免疫という機能が生まれながらに備わっています。この機能こそ、まさに奇跡なのです。**免疫という強力なバリアのお陰で、私たちは様々な細菌やウイルスと共存し、健康で活き活きとした生活を営むことができているのです。**

しかしそのバリア機能は、食生活の乱れ、疲労、ストレス、睡眠不足、衛生的すぎる環境などによって、いともたやすく低下してしまいます。**人生には自分ではどうにもできないこともありますが、何を食べるか、どのように過ごすかは自分で決められます。**それにより体内環境がきちんとケアされていれば、免疫が輝くほどの健康と美しさを維持してくれます。たとえワクチンや特効薬が存在しなくても、自分自身の力で免疫という奇跡のバリアを作り上げることができれば、何も怖くありません！

2

強くてエレガントな免疫と
毎日の食事は、いつもつながっています。

私たちを病原体から守ってくれる強力なバリアである免疫は、毎回の食事で摂ったものから作られます。健康と美しさを維持するためにとても大切な機能なので、最高品質の食べ物を供給しなければいけません。では免疫機能が最大限にその力を発揮できるようにするには、どのようなものを食べればよいのでしょう？

例えば野菜や果物に含まれるフィトケミカルという栄養素は、植物が外敵から身を守る強力なパワーを私たちにも与えてくれます。発酵食品は、免疫細胞の約70％があるといわれる腸の健康状態を改善します。食物繊維は、腸で免疫細胞の働きを助ける菌の食べ物になるので、必要不可欠です。抗炎症作用のある食品は、細胞の奥深くで起こっていて見ることも感じることもできない「沈黙の炎症」を癒します。アルカリ性食品は、体を最も病気になりづらい弱アルカリ性に保ちます。この他にも免疫力を高めるために毎日の食事で摂取すべき栄養素はたくさんありますが、**どれもそれひとつだけをたくさん摂ればよいというわけではなく、多種多様な栄養をバランスよく取り入れることが大切です。**

食べ物は私たちにとって何よりも強力な薬です。そして、強くてエレガントな免疫機能は、日々の食卓のお皿とお箸から始まります！

3

緑、黄、赤、茶、白、黒、紫。7色の野菜が毎食の目標。

ケルセチン、エラグ酸、ゼアキサンチン、アリシン……。何だか奇妙な名前ですね。これらはフィトケミカルと呼ばれる植物性化学物質で、優れた免疫増強効果があり、さらに美しさもキープしてくれる栄養素です。ポリフェノール、リコピン、ベータカロテン、カテキンなどはよく耳にすると思いますが、これらもすべてフィトケミカルの一種です。**フィトケミカルは、果物、野菜、全粒穀物、豆、ナッツ、種などの植物性食品に含まれていて、強力な抗酸化・抗炎症作用があり、植物の免疫を強化する役割を担っています**。植物は動物のように自ら動けないので、昆虫や微生物、紫外線、病原体などの攻撃からこのフィトケミカルが守っているのです。このように外敵から身を守る強力なバリアを持つ植物を食べると、そのパワーが私たちの体にも浸透し、同様の方法で外敵から守ってくれるというわけです。

どの植物にどのフィトケミカルが豊富かなんて覚える必要はありません！　**フィトケミカルは植物の色の素なので、毎食7色（緑、黄、赤、茶、白、黒、紫）の野菜や果物を食べることを目標にしてみてください**。自然と様々な種類のフィトケミカルを摂取できます。また、旬の食材により多く含まれるので、四季折々の食材を取り入れましょう。

4

自覚症状なく進む「沈黙の炎症」は、毎回の食事が修復のチャンス。

「炎症」と聞くとどんな症状を思い浮かべますか？　怪我をした時の傷や腫れ、日焼けした肌のヒリヒリした痛みなど、誰にでも経験があるでしょう。しかし、このような「炎症」とは別に、体の細胞の奥深くで起こっているもうひとつの「炎症」のことはご存じですか？

この「炎症」は見ることも感じることもできないので、「沈黙の炎症」(Silent inflammation) と呼ばれています。**自覚症状のある「炎症」を大火事とするならば、「沈黙の炎症」はボヤ程度の小規模なもの**。その時点では大問題にはなりません。しかし、そのボヤは私たちが気づかないうちに静かに燃え広がり、やがて肌の老化やメタボリックシンドローム、糖尿病、肥満、心臓病、自己免疫疾患、うつ病、アルツハイマー病など、様々な疾患を引き起こすと考えられています。

全く自覚症状がないところが恐ろしいのですが、**幸運なことに私たちには毎日この「沈黙の炎症」を予防するチャンスが与えられているのです**。

それは食事。私は毎回の食事で「沈黙の炎症」を抑える食材をなるべく多く摂取するように心がけています。次のトピックでは、何を食べればいいのか、逆に何を控えなければいけないのかを具体的にご説明したいと思います。

5

「沈黙の炎症」を治す食材と悪化させる食材を見極めて。

「沈黙の炎症」から私たちを守ってくれる抗炎症食品は、魚、アボカド、ナッツ、エクストラバージンオリーブオイルに含まれる良質な脂、全粒穀物、豆類、野菜や果物、スパイス、ハーブなどです。私のお気に入りは、パイナップル、ターメリック、生姜、ダークチョコレート、アボカド、ブルーベリー、サーモン、クルミ、エクストラバージンオリーブオイル。特に和食と地中海食（イタリア、スペイン、ギリシアなど地中海沿岸諸国の食生活）は、抗炎症食品がたくさん使われているのでおすすめです。

でも、**「沈黙の炎症」を悪化させる食品を摂ってしまっては、どんなに抗炎症食品を摂っても効果はマイナス**。炎症を悪化させるのは、砂糖、精製された穀物のパン、菓子パン、ドーナツ、スコーン、クッキー、ケーキ、ジャンクフード、過度に加工された食品、カップ麵、ポテトチップス、フライドポテト、フライドチキン、オメガ6脂肪酸を多く含む油（大豆油、コーン油、紅花油など）です。また、ベーコン、ビーフジャーキー、サラミ、ソーセージなどの加工肉や、マーガリン、ショートニング、加工植物油脂などに含まれるトランス脂肪酸、人工甘味料や異性化糖（果糖ブドウ糖液糖など）の入ったソフトドリンクは避けましょう。

6

漬物、味噌、納豆、甘酒……。
発酵食は、世界で最も洗練された必需食。

日本のみなさんは和食レストランで漬物が出てくるのは当然と思っているでしょう。免疫に関していえば、この当たり前のことが実はとても恵まれた環境なのをご存じですか？　味噌や納豆は、今や日本発のヘルシーフードとして世界中どこのスーパーでも買うことができるほど海外でもメジャーになりました。**日本は世界で最も洗練された発酵食文化を持つ国です**。そして、**発酵食品は免疫力を高めてくれる強力なサポーターなのです**。

免疫細胞の約70％は腸にあるといわれています。漬物、味噌、納豆、甘酒などの発酵食品は、大腸内の乳酸菌の働きを助けます。乳酸菌が送る信号で免疫細胞は最適化され、呼吸器感染症を含む感染症を予防し、健康を維持します。大腸がんを抑制する効果が認められた発酵食品もあります。日本の豊かな発酵食品の文化は、日本人が欧米人に比べて健康的で長寿である大きな理由かもしれません。

残念なことに、日本の若い世代では発酵食品を食べる人が減ってきているよう。私はキャベツと昆布と唐辛子を塩で揉んだ漬物を作りますし、なるべく毎日味噌汁を飲むようにしています。ヨーグルトやキムチもいいですね。ぜひ毎日いくつかの発酵食品を食べるようにしてください。**たまにでは効果がありません。地道にコツコツ続けましょう！**

7

免疫力の高さは、腸の環境で決まります。

私たちの免疫細胞の約70％は腸にあるといわれていますが、その**免疫細胞が適切に機能するために欠かせないサポーターである腸内細菌は、食物繊維を食べて生きています**。ですからあなたが食べ物を口にする時、その中の**食物繊維は単にあなたに栄養を与えているだけでなく、あなたの腸内細菌にも栄養を与えているのです**。しかし実際は、日本でも欧米でも、ほとんどの人が食物繊維不足の状態です。

食物繊維には水に溶ける水溶性食物繊維と水に溶けにくい不溶性食物繊維の2種類があります。水溶性食物繊維は腸内細菌の餌になり、短鎖脂肪酸という化合物に変化します。それが腸壁を強くして、腸から血液に侵入しようとする病原体をブロックします。

しかし、毎日ただ闇雲に高繊維食品を食べていればよいというものではありません。実は**腸内細菌は人間と同じように味蕾《みらい》（味を感じる器官）を持っているので、食の好みもそれぞれ**。バラエティ豊かな食事を摂り、異なる種類の食物繊維を腸内細菌に供給することが大切なのです。その他にも食物繊維は、血糖値バランス、満腹感、スムーズなお通じのためにも欠かせません。さらに大腸がんや生活習慣病の予防にも役立ちます。血糖値の急上昇を防ぐことで、肌を若々しく保つというボーナスもついてきますよ！

8

人間の体も海や土と同じ。弱アルカリ性を意識して。

疲れた時にレモンや梅干のような酸っぱいものを無性に食べたくなった経験はありませんか？　これは体が自然にバランスをとって体をアルカリ性に戻そうとしている証拠です。レモンや梅干はアルカリ性食品。**人間の体は、弱アルカリ性に保たれている時が、最も病気になりづらい**といわれます。

自然界に存在するすべてのものに、それぞれ完璧なｐＨ（水素イオン濃度指数）バランスがあります。例えば海のｐＨは８・２でなければなりませんが、大気中の二酸化炭素が増えると８・１に下がります。このわずか０・１の違いは、美しいサンゴ礁を消滅させ、海洋生物の生態系に影響を与えてしまうほどデリケートなものです。

また、農薬、除草剤、合成肥料の使用により土壌が酸性に傾くと、植物によっては枯れてしまいます。

海や土壌と同様に、私たちの体も完璧なｐＨバランスを必要としています。体の部位ごとにそれぞれ適正なｐＨバランスがありますが、**免疫システムで非常に大切な役割を果たす大腸は、弱アルカリ性のバランスが最適です**。次のトピックでは、体を弱アルカリ性に保つための食品をご紹介します。

9

朝はレモンウォーターでスタート。体を弱アルカリ性に戻す習慣をつけましょう。

健康な体は弱アルカリ性です。そのｐＨバランスをサポートする食品には、ケールやほうれん草などの緑の葉野菜、ブロッコリー、セロリ、キュウリ、ブロッコリースプラウトなどの新芽、海藻、レモン、アボカド、アーモンド、チアシード、ヘンプシードなどが挙げられます。もっと手軽な方法として、大麦、クロレラ、スピルリナ、アルファルファ、大麦若葉などが入ったグリーンスーパーフードパウダーを水に溶かして飲むのも、体をアルカリ化するのに最適な方法です。

ただし、どんなにこれらの食品を摂取していても、一方で体を酸性にする食品を摂取していては効果が期待できません。砂糖、クッキー、ケーキ、精製された穀物、ソフトドリンク、ジャンクフード、人工甘味料、赤身の肉の過剰摂取は避けましょう。**体が酸性に傾くと、免疫細胞の一種であるナチュラルキラー細胞による、腫瘍の増殖を抑える作用が妨げられてしまいます。**また、様々な炎症性化学物質の産生を増加させ、病原体を攻撃する白血球に悪影響を及ぼします。私は朝起きたらまず常温の水にレモンを搾《しぼ》ったレモンウォーターで体を潤し、その後グリーンスーパーフードパウダーを少量のザクロエキスと一緒に水に溶かして飲んでいます。このアルカリ化の儀式が毎朝の習慣となっています。

10

日光を浴びて体内で作られる
ビタミンDは、強力な天然のワクチン。

インフルエンザは冬に流行しますが、それは体内のビタミンDが冬に不足しがちなことと関係があるといわれています。ビタミンDはインフルエンザのような呼吸器感染症の予防においてスーパースター的存在で、重症化を防ぎ、死亡率を低下させることが明らかになっています。新型コロナウイルスへの効果も明らかになってきており、ビタミンDの血中濃度が低い人ほど新型コロナウイルスによる症状が重症化しやすいという傾向がすでに多数報告されています。

ビタミンというと食品やサプリメントで摂取するイメージがあるかもしれませんが、**ビタミンDは日光を浴びると体内で生成されるユニークな栄養素です。**そのため「サンシャインビタミン」とも呼ばれているんですよ。欧米では病気予防のために日光を浴びて体内のビタミンDを増やすという意識が高いのです。例えば、私の母国、オーストラリアでは、ほとんどの人が健康診断でビタミンDの血中濃度をチェックしています。**季節によって日光の強さが変わるので、体内で生成されるビタミンDの量も変動し、春夏に増え、秋冬は不足しがちです。**強い免疫力を維持するために、どのように日光を浴び、足りない場合はどのように補うか、次のトピックでその方法をご紹介したいと思います。

11

足や手のひらに日光を当てて、日焼けせずにビタミンDを増やす方法。

日本人女性は、美白への意識が高く、「日焼け防止＝美徳」という考えの方が多いようです。しかし病原体から体を守る強い免疫のためにビタミンDを体内で生成するには、日光浴が必要不可欠。日焼けが心配かもしれませんが、海水浴のように全身で日光を浴びる必要はありません。私は晴れた日に自宅の縁側に腰掛けて、スカートを太ももの辺りまでまくって15～30分日光に当てます。手のひらに日光を当てるのも効果があるんですよ。顔などの日焼けが気になる方はガードしてもいいですが、**全身くまなく日焼け止めを塗るとビタミンD生成の効果が期待しづらいので、注意してください。**

北半球では、主に紫外線の強い4月から9月にビタミンDを生成します。例えば沖縄では、ビタミンD生成を促す紫外線（UV-B）の量が、夏は冬の約4倍といわれます。お住まいの場所にもよりますが、太陽の位置が低く、自分の影が自分の背丈よりも長くなる秋冬の時期はビタミンDを生成できないといわれているので、春夏のうちになるべくたくさんビタミンDを作り、感染症が流行する秋冬に蓄えておくのが賢明です。

敵視されがちな紫外線ですが、強力な免疫を作り上げるために「紫外線＝悪」という先入観を捨てて、その効用にも注目してみてください。

12

日光を充分に浴びられない時、ビタミンDは食事で摂ることもできます。

日光を浴びるのが一番簡単なビタミンDの補充方法ですが、季節や住んでいる場所によっては充分な日光を得られない場合もありますよね。そういう時はビタミンDの摂取を食べ物やサプリメントに頼りましょう。おすすめは、サーモン、サバ、マグロ、イワシ、ニシンなどの魚類（缶詰でもOK）、卵黄、キノコ類です。ビタミンDは脂溶性なので、エキストラバージンオリーブオイルなどの良質な油と一緒に摂取すると吸収率が高まります。また、海外ではタラの肝油（コッドリバーオイル）のサプリメントがビタミンD供給源として人気。私も冬は毎日摂っています。どれも美しさを維持するパワーも併せ持つ優秀な食材なので、冬に限らず、常日頃から積極的に取り入れることをおすすめします。ただし、食べ物から摂取するよりも日光を浴びて体内で生成するビタミンDの方が効果的という研究もありますので、日光浴もお忘れなく！

ビタミンDは血糖値のバランス、脳の健康、歯や骨の増強などにも関わっている非常にユニークな栄養素です。**「天然のワクチン」といわれるほど強力なパワーで私たちの体を守ってくれるビタミンD**について、この機会にぜひ日本のみなさんもしっかり理解して、頑丈なバリアを自らの力で築き上げていただきたいと思います。

13

旨味と栄養価の高さで人気。
「シイタケ」「マイタケ」は
世界に通じる単語になりました。

伝統的な日本の食生活には免疫力を高めてくれる様々な食材がありますが、椎茸や舞茸などのキノコ類もそのひとつ。旨味が凝縮されていて美味しいだけでなく、栄養価が高く、免疫力も高めてくれる正真正銘のスーパーフードです！　海外では“Medicinal mushrooms”（薬用キノコ）と呼ばれることも多く、多くの人が免疫増強のためにサプリメント、エキス（抽出物）、パウダーなどを摂取しています。キノコは多糖類（小さな糖分子が化学的に結合した物質）を含み、免疫細胞を活性化させることが明らかになっています。それぞれのキノコにそれぞれの栄養がありますが、**白血球の一種であるマクロファージを活性化させる椎茸と、β−Dグルカンと呼ばれる多糖類が特に豊富な舞茸を一緒に摂ると、相乗効果でより免疫増強が期待できる**ことも報告されています。

世界的に起こっている“Plant-based”（植物中心）の食生活のブームの中でも、多くの人々が椎茸や舞茸をベーコンの代わりに食べて楽しんでいます。日本語の「シイタケ」「マイタケ」をそのまま使って“Shiitake bacon”や“Maitake bacon”と呼ばれているんですよ！　**「薬用キノコ」と呼ばれるほど体にいい椎茸や舞茸を、サプリメントだけではなく普通のスーパーで手軽に買える日本は、実はものすごく羨ましい環境なのです。**

14

牡蠣にたっぷり含まれる
亜鉛は、ウイルスを倒す
スーパーヒーロー。

喉の痛みや鼻水の症状が現れたら、あなたはまずどうしますか？　欧米諸国の人々は真っ先に亜鉛のトローチやのど飴《あめ》に手を伸ばします。日本では普段あまり意識しない栄養素かもしれませんが、欧米ではウイルスをやっつけてくれるスーパーヒーローのような存在なのです。**亜鉛はウイルスの増殖を抑える働きがありますが、ウイルスが侵入してきた時に体内の亜鉛の量が少ないと、免疫システムがうまく防御することができません。**また、多くの研究で亜鉛は風邪やインフルエンザの症状を改善し、回復にかかる時間を短縮できることが明らかになっています。風邪にかかってしまったかもと思ったら、いきなり薬を飲むのではなく、まず亜鉛を多く含む食品を摂取することをおすすめします。もちろん常日頃から意識的に亜鉛を摂ることは、感染症予防につながります。

　残念なことに、**多くの人は亜鉛が足りているかいないかギリギリの状態**です。亜鉛を豊富に含む私のお気に入りの食品は、牡蠣《かき》（缶詰でもＯＫ）、ロブスター、蟹です。他にもゴマ、カボチャの種、小豆、松の実、カシューナッツ、鶏肉、ひよこ豆、ヒマワリの種、枝豆、黒豆などが亜鉛の供給源として非常に優れています。亜鉛には強力な抗酸化・抗炎症作用があり、皮膚の治癒のスピードもアップするので、美肌のためにもおすすめです！

15

感染症予防にも美肌にも、ビタミンCはやっぱり素晴らしい栄養素。

キウイフルーツ、ピーマン、パパイヤ、ブロッコリー、芽キャベツ、パセリの共通点は、ビタミンCの豊富さ。ビタミンCは美肌のための栄養素というイメージが強いかもしれませんが、実は免疫システムのバランスを整え、病原体と闘う白血球の生成を促す役割も担っています。この機能を活かし、がんの代替治療として高濃度ビタミンC点滴療法が併用されることもありますし、アメリカと中国では、新型コロナウイルス感染症治療のサポートとして高濃度ビタミンCの静脈投与がすでに行われている病院もあります。

ビタミンCは水溶性なので尿から排出されます。体に溜めておくことはできませんので、毎日定期的に摂取することが大切です。私は搾りたてのレモン果汁を常温の水に加えたレモンウォーターで一日をスタートしています。季節の新鮮な果物でフレッシュジュースを作るのもいいでしょう。私のお気に入りの組み合わせは、パイナップル、ニンジン、生姜、リンゴです。その他に、ローズヒップティー、カムカム、柑橘系の果物、胡椒、ケール、ほうれん草もビタミンCの素晴らしい供給源です。**ヒトは体内でビタミンCを作ることができません。こまめに摂取して、体内のビタミンCの量を減らさないよう心がけることが、感染症予防にも、そしてもちろん美肌にもつながることをお忘れなく！**

16

ビタミンAは、病原体の侵入を防御する粘膜細胞の材料になります。

私たちの体を病原体から守っている防御の最前線は、鼻から口、喉の呼吸器系と、そこからつながっている胃、小腸、大腸の消化器系の器官を覆っている粘膜細胞です。**人間の髪の毛の半分ほどしかない薄さの粘膜細胞、これこそが外界と体内の境界線であり、病原体の侵入を防御するバリアとなっているのです。**ただし、入ってくるのは病原体だけでなく体に必要な栄養素もあるので、粘膜細胞は「これは敵か?」「これは味方か?」と毎日無数の判断を行わなければなりません。そこでビタミンAの出番です。**ビタミンAは粘膜細胞を強化し、正しく判断を下すための大切な材料**となります。

ビタミンAは動物性と植物性の食品の両方に含まれます。動物性食品では、肉(特に肝臓)、卵、サバ、サーモン、マグロなどの魚、チーズやバターなどの乳製品、タラの肝油が挙げられます。植物性食品では、サツマイモ(特に皮の部分)、カボチャ、ニンジン、マンゴー、赤肉メロン、ブロッコリー、ケール、アプリコットなど。特に焼きイモは、私のお気に入りの免疫増強フード。ビタミンAは脂溶性なので、エキストラバージンオリーブオイルをかけたりアボカドを加えたりすると、吸収力がアップしてより効果が期待できます!

17

「すべての病気は腸から始まる」、その理由をお教えします。

西洋医学の父と呼ばれるヒポクラテスは、2000年以上前に「すべての病気は腸から始まる」という言葉を残しました。しかし、当時彼は腸内の驚異的な数の細菌については全く想像できなかったでしょう。人間は37兆の細胞からできているといわれますが、腸内細菌の数はそれを上回る100兆です。この分野の研究は2010年以降急速に進んでおり、今、最もホットなトピックになっています。免疫細胞の約70％は私たちの腸に存在するといわれていて、新型コロナウイルスのような病原体をはじめ、糖尿病、アルツハイマー病、パーキンソン病、ALSなどの病気、さらにはメンタル面にも大きな影響を及ぼすことが明らかになっています。このように様々な病気から私たちを守ってくれる細菌の集団をマイクロバイオーム（細菌叢《さいきんそう》）と呼び、特に腸内の細菌叢を腸内フローラといったりもします。

健康な腸内環境の鍵は、多様性です。あらゆる種類の植物、動物、昆虫、菌類が共存し、水、土壌、空気と調和して生きている豊かな熱帯雨林を想像してみてください。本来、人の腸もそのような多様性を保った状態であるべきなのですが、残念ながら現代人の腸の環境は破壊されてきています。私たちの腸に一体何が起こっているのでしょう？

18

せっかく整えた腸内環境を破壊する食べ物に要注意。

免疫を司る腸内環境が悪化する人が増えている原因の第一には、食物繊維の不足が挙げられます。食物繊維は腸内細菌の餌になる必要不可欠な栄養素ですが、便利さや美味しさだけを追求した現代の食事では充分に摂取することができなくなっています。

その他にも、発酵食品の摂取量が減ったこと、乳化剤などの添加剤やスクラロース、アスパルテーム、アセスルファムカリウムなどの人工甘味料を含む加工食品、農薬の使用量が増えたことも影響しています。さらにストレスの増加、運動や睡眠の不足も腸内細菌に悪影響を及ぼし、免疫システムが適切に機能しない人が増えているのです。日本で行われた研究によると、特に若い世代では腸内細菌の多様性が低下し、病原体を攻撃する免疫反応が弱くなっていますが、逆に花粉などに対するアレルギー反応は強くなっているということが明らかになりました。

病原体に負けない強靭《きょうじん》な免疫力を作るためには、何よりもまず、カラフルな植物性食品を使った食物繊維たっぷりの食事を摂り、ストレス、運動、睡眠にも気をつけて、あなたの腸内環境に愛情を注ぎ、しっかりケアしてあげてください。

19

口の中の健康は、感染症予防とつながっています。

口の中には虫歯菌や歯周病菌といった悪い菌だけではなく、よい菌もたくさんいるのはご存じですか？ 比較的温かく、栄養分と水分が絶えず供給される口腔内は細菌にとって居心地がよく、なんと700種以上も生息しているといわれています。これらの口腔内細菌は、腸内細菌と同様に体全体の様々な疾患に関連しています。ですから、口の中の衛生管理は、風邪やインフルエンザなどの感染症はもちろん、肥満、糖尿病、関節リウマチ、結腸がん、アルツハイマー病、胃がん、膵臓がん、心臓病などの予防にもつながります。

私たちは毎秒何千もの細菌を飲み込んでいます。口腔内細菌は唾液に乗り、強い酸が襲いかかる胃も通り抜け、腸に到達し、今度は血液に乗って全身を巡ります。菌によっては腸壁を傷つけてしまうものもあります。また、弱った歯茎から口腔内細菌が直接血液に入り込み、全身に炎症を引き起こす可能性もあります。

口腔内細菌と風邪やインフルエンザとの関連性は、多くの研究で明確に示されています。また、高齢者の口腔ケアと肺炎の重症度、死亡率に大きな関連があることも分かっています。だからこそ、口の中を健康に保つことが非常に重要です。次のトピックでは、口腔内を健康に保つ方法について説明します。

20

だから、マウスウォッシュで
口の中の菌をすべて殺さないで。

口の中の状態はあなたの健康と密接に関連しているので、常に最高の環境に保たなければいけません。しかし、あらゆる菌を殺して清潔にすればいいというわけではありません。99・9%の細菌を殺すというセールストークのマウスウォッシュ（洗口液）もありますが、殺菌力が強すぎて、虫歯から歯を守ってくれるよい菌も殺してしまいます。さらに長期間使い続けると、口腔内細菌のバランスが崩れ、免疫力を低下させる可能性もあります。使った時は一瞬爽快に感じるかもしれませんが、逆に口臭を悪化させることもあるのです。

また、**口の中は唾液で湿っている状態でないとpHが酸性に傾いてしまうので、起きている時は意識的に、水、緑茶、ハーブティーなど、糖分を含まない飲み物をこまめに摂るようにしましょう。寝ている時の口の乾きを防ぐ方法は、鼻呼吸です。**口呼吸では口の中が乾き、唾液が減ってしまいます。寝ている時は意識できませんので、欧米では特殊なテープを口に貼って、自然に鼻で呼吸するように鍛える方法がトレンドになっています。テープで強制的に口を開かないよう固定するなんて息苦しくないかしらと思うかもしれませんが、実際にやってみると全然気になりませんよ。その方法と鼻呼吸については、p135であらためてご説明します。

21

「油でうがい」は、口の中を整える朝の習慣。

朝起きてレモンウォーターを飲む前に、私が必ずやること。それは、油でうがいをするオイルプリング（Oil pulling）です。寝る前に歯を磨いても、**寝ている間は殺菌作用のある唾液が激減し、口の中に細菌が増殖します。**ですから朝起きた時は口の中に様々な細菌と毒素が溜まっています。それらは口の中で悪さをする菌だけでなく、唾液と一緒に腸まで移動してから悪さをする菌もあります。歯磨きやうがいは食事の後と教えられた人も多いと思いますが、最近では起床後の口の洗浄の重要性が明らかになっています。

油でうがいをするオイルプリングは、インドのアーユルベーダという伝統的医学で、口腔内の悪い菌や毒素を排出する効果があるといわれています。虫歯や歯周病の予防に加え口臭にも効果的で、口腔内の環境を整えることによって免疫力アップも期待できます。大さじ1杯（15cc）のゴマ油やココナッツオイルを口に含み、数分間口の中でクチュクチュと動かします。排水管が詰まるとよくないので、オイルはシンクに吐き出すよりも、ティッシュに出して捨てる方がよいでしょう。油のうがいに抵抗がある方は、緑茶や水でうがいをするだけでも効果はありますよ。**口腔内細菌を守るためには歯磨き粉の選び方も重要です。アスパルテームなどの人工甘味料、フッ素を含むものは避けてください。**

22

グルテンは美味しいけれど、腸を傷つける可能性があります。

日本ではふわふわのパンが人気ですよね。でも、その**ふわふわにこそ、中毒性や体調不良を引き起こす可能性があるのです。原因は、小麦、大麦、ライ麦に含まれるグルテンというタンパク質**。パンをふわふわにしてくれる立役者ですが、健康や美容にとっては大敵です。グルテンは、便秘、下痢、膨満感、食物過敏症（遅延型食物アレルギー）、肌荒れ、ニキビ、頭痛、慢性疲労、関節痛、甲状腺障害、結腸がん、集中力低下、うつ病、ＡＤＨＤ（注意欠陥・多動性障害）、無気力感など、体だけでなくメンタル面にも悪影響を及ぼします。

実は、このグルテンが免疫力にも深く関わっています。グルテンは腸の内壁を傷つけてリーキーガット症候群を引き起こします。直訳すると「腸漏れ」で、その名の通り、腸壁から本来漏れてはいけない未消化の食べ物や細菌が漏れて血管に入り込んでしまう病気です。私たちの腸壁は、タイトジャンクションと呼ばれるタンパク質のバリアで守られています。腸と血管の間に存在するこのバリアこそ、体の外側と内側の実質的な境界線であり、病原体をはね除ける門番の役割を果たしています。しかし、グルテンが傷つけた腸壁の穴から未消化の食べ物が漏れ出てしまうと、免疫力の低下を引き起こしてしまいます。

23

2週間のグルテンフリー生活で体調の変化を確かめてみて。

病原体の侵入を阻止する腸のバリアを傷つけないために、私たちができること。そのひとつが、グルテンフリーの食事法です。**私自身、20年以上前にグルテンの摂取を止めたことで、自己免疫疾患が改善されました。**リーキーガット症候群の原因はグルテンだけではありませんが、まずは2週間、グルテンを含む小麦などを完全にカットする食事に変えて、体調や気分がよくなるかどうかを確かめてみるとよいでしょう。小麦はパンやパスタ、焼き菓子だけでなく、そばや米粉パン、調味料などにも含まれている場合があるので、パッケージの原材料欄をしっかり確認してください。**食べたものはすべて記録し、その日の体調と気分も書き加えましょう。**頭痛、腹痛、ニキビのような明らかな症状がなくても、ぐっすり眠れた、疲れにくくなった、イライラが減った、生理痛が軽めだったなど、小さな変化も記録してください。2週間後に、今度は少しずつグルテンを含む食品を摂取し、体調や気分が悪化したら、グルテン過敏症の可能性が高いです。

小麦の代替品として、ソルガムきび粉、米粉、そば粉、大豆粉、ひよこ豆粉などを使えば、グルテンフリーの料理を作ることができます。**グルテン過敏症の方でなくても、グルテンの摂取を減らすと食欲が抑えられるので、美容のためにも試す価値ありですよ！**

24

腸内細菌のＶＩＰ、乳酸菌は、ヨーグルト以外からも摂れますよ。

免疫を司る何兆もの腸内細菌の中でＶＩＰを決めるなら、間違いなく乳酸菌です！　ヨーグルトや漬物などの発酵食品に含まれる乳酸菌は、免疫細胞の一種であるナチュラルキラー細胞を助ける重要な役割を果たします。ナチュラルキラー細胞はその名の通り生まれつきの殺し屋で、血液中に潜んで病原体やがん細胞を見つけ次第攻撃します。しかし乳酸菌の効果は永続的ではないので、食品で定期的に補給しなければナチュラルキラー細胞をサポートできなくなってしまいます。

乳酸菌といえば、ヨーグルトや乳酸飲料が真っ先に思い浮かぶでしょう。スーパーには乳酸菌の健康効果を強調した商品がズラリと並んでいますが、選び方には注意が必要です。**ヨーグルトであれば、砂糖、人工甘味料、人工香料、異性化糖（果糖ブドウ糖液糖など）が入っていないものを選びましょう。**人工甘味料や異性化糖は腸内フローラのバランスを崩す可能性があるので、甘みが欲しいなら自分でハチミツやメープルシロップを加えるのがベスト。**ただ、乳製品では腸内細菌の餌となる食物繊維が摂れません。ですから植物性の発酵食品から乳酸菌を摂ることをおすすめします。**乳製品だけでなく、野沢菜漬やザワークラウト、ピクルス、キムチ、納豆、味噌などからも摂れますよ！

25

魚の脂パワーは幅広く効果的。週4回以上は食事に取り入れて。

サーモン、サバ、イワシ、マグロ、ブリ……。日本では当然のことですが、地元のスーパーで年間を通してこれほど多種多様な魚を見つけられるのは、日本特有の恵まれた環境です。

魚に含まれるオメガ3脂肪酸であるEPAとDHAは、健康と美容、そして脳にもいい効果があることはよく知られていますが、免疫システムの強化の点でも重要な役割を果たします。**オメガ3脂肪酸は、絶え間なく体内を巡回して病原体を察知する免疫細胞（マクロファージ）の作用を強める他、強力な抗炎症作用もあり、急性感染症の際は炎症細胞を減らし、免疫システムへのダメージを抑える効果もあります。**

一日3食、週に21回ある食事のうち、4回以上は魚を食べましょう。生でも、焼いても、煮ても、ソテーしても、揚げ物以外であればどんな調理法でも大丈夫です（揚げるとEPAとDHAが減少してしまいます）。ちなみに私は北海道の天然のサーモンと大分の関サバが大好きです。マグロも捨て難いですが……。

オメガ3脂肪酸は、美容や体の健康だけでなく、気分を高めたり、不安な気持ちを抑えたりするというメンタル面での効果も注目されています。魚は料理するのが面倒だと思っている人は、**せめて外食で選択肢がある時に、肉より魚を選ぶよう心がけてください。**

26

淹れたての緑茶を味わうことを、毎日の儀式にしてみて。

奇跡のドリンクがあるとしたら、それは緑茶でしょう。緑茶の渋みのもとであるカテキンは抗酸化作用が非常に強く、免疫力を高める原動力になります。ウイルス増殖の抑制や宿主細胞への付着防止、さらには炎症を止める作用もあります。同じく緑茶に含まれるテアニンにも免疫増強作用が認められています。これらを豊富に含む緑茶は、インフルエンザの予防や早期回復、さらには強力な抗がん剤、抗菌剤としての効果も期待できます。

感染症予防でうがいをする時は、水道水よりも緑茶の方が効果的です。緑茶のカテキンはインフルエンザの予防はもちろん、歯周病を引き起こす口腔内細菌の増殖を抑えることも明らかになっています。うがいは欧米の文化圏では一般的な習慣ではありませんが、私は日本に住むようになってから取り入れ実践しています。

美容面でも驚くべき効果があります。脂肪燃焼作用や紫外線による肌へのダメージの防止、さらには若さを保つアディポネクチンというホルモンを増加させることも示されています。まさに奇跡のドリンクです！　ただし、ペットボトルの緑茶は栄養素が減少している可能性がありますので、できれば淹《い》れたての緑茶を一日1〜3杯お楽しみください。可愛らしいティーポットで緑茶を淹れるのは、私の毎日のお気に入りの儀式です。

27

アスリートにも頼りにされるマヌカハニーは、強力な抗菌剤。

世界ランク1位のテニスプレーヤー、ノバク・ジョコビッチは、スタミナ維持と免疫増強のためにマヌカハニー大さじ2杯で一日を始めます。健康志向のアスリートやセレブの間でブームになっているマヌカハニーは、強力な抗菌剤として知られています。風邪気味の時は亜鉛を含むのど飴が効果的とお伝えしましたが、**ウイルスの増殖を抑え、喉の痛みを鎮静するマヌカハニー100％ののど飴もおすすめです**。また、マヌカハニーを直接塗ると、傷や火傷の治癒を助けたり、歯肉炎や歯周病を防いだりする効果もあります。

マヌカハニーは一瓶1万円以上の高価なものもありますが、粗悪品も出回っているので注意が必要です。**良質なマヌカハニーを選ぶには、抗菌力を示すUMFとMGOの指標が参考になります**。UMF（Unique Manuka Factor）は世界的に使用されている指標で、治療効果を発揮すると見なすには、最低10UMFの評価が必要です。MGOはManuka Health社による指標で、抗菌成分メチルグリオキサールの含有量を示しています。

私はレモンウォーターをアレンジして、時々レモン果汁の他にマヌカハニーとすりおろした生姜をお湯に溶かして飲んだり、ドレッシングやスムージーに加えたりします。濃厚な甘さですが、マヌカハニーのGI値は55前後。血糖値を急上昇させる心配はありません。

28

ハーブは飾りではないのです。少量でも免疫増強効果は絶大。

ハーブは料理に深みや風味を与えたり盛り付けのアクセントになったりするだけでなく、免疫増強の効果も期待できます。少量でも、実はものすごいパワーを発揮するのです。**ハーブにはフィトケミカル、抗酸化物質、エッセンシャルオイルが豊富に含まれています。**自然界では、これらの成分が昆虫や菌からハーブを守っています。ですから、ハーブを食べることでそのパワーを分けてもらい、私たちも有害な菌から守ってもらえるということは決して驚くことではありません。

細胞を保護してDNAをダメージから守るバジル、何千年もの間抗菌薬として使用されてきたオレガノ、抗菌力が強くカンジダの予防に役立つタイム、脳の記憶力を維持するローズマリーやセージ、強力なデトックス効果もあるコリアンダー（パクチー）など、それぞれのハーブにそれぞれの効能があります（生姜とターメリックも非常にパワフルなハーブですが、p73とp75で詳しくご紹介します）。ハーブはベランダや自然光が差し込む室内で簡単に育てることができます。自宅で栽培すると、必要な時に新鮮な葉を採って使えるのでとても便利です。ハーブは洋食のイメージが強いかもしれませんが、例えばバジルと醬油のように和の食材と調和するハーブも実はたくさんあるんですよ。

29

これぞスーパーフード、
生姜の効果は数え切れないほど。

免疫力を高めるハーブとして生姜は特筆すべき存在です。**生姜にはなんと400以上の成分が含まれていて、その健康効果は数あるスーパーフードの中でも群を抜いています。**免疫増強作用、抗菌作用は多くの研究によって認められていますが、その他にも細菌感染症の抑制、気管支炎、インフルエンザ、風邪の諸症状の緩和、消化促進作用、お腹に溜まるガス、膨満感、食欲不振、下痢などの諸症状の緩和、生理による不調や腹痛の軽減、吐き気の抑制効果、血糖値を下げる効果、抗炎症作用、関節リウマチ、変形性関節症の鎮静効果、アルツハイマー病や認知症の予防、様々ながんの予防など、実に多くの作用が研究で明らかになっています。

このように数え切れないほどの作用を持ち合わせ、カリウム、銅、マンガン、マグネシウム、ビタミン、食物繊維なども含んでいる生姜は、真のスーパーフードといっても過言ではないでしょう。**日本では生の生姜をスーパーで簡単に入手できますが、実はこれ、とても恵まれた環境なんですよ。**欧米では乾燥パウダーが主流で、生の生姜にはなかなかお目にかかれません。ぜひ毎日の食事に取り入れて、ウイルスに負けない体作りに役立てていただきたいと思います。

30

ターメリックは、成分や効果が、世界で最も研究されてきた食材です。

ターメリックといえばカレーに入っている香辛料のイメージが強いと思いますが、日本のウコンと同じ植物であり、世界中で最も研究されてきた食材のひとつです。中でもサプリメントにもよく使われるクルクミンは、特に研究が進んでいます。クルクミンには強力な抗酸化・抗炎症作用があり、アルツハイマー病、皮膚がんやその他のがんを予防し、消化器系の不具合に働きかけ、抗うつ効果もあるといわれています。長寿で知られる沖縄のご高齢の方々が、ウコンをたくさん摂取していらっしゃるというのも頷《うなず》けます。

ぜひ普段の食事で取り入れていただきたい食材ですが、市販のカレールゥにはトランス脂肪酸を含む植物性油脂や化学調味料（アミノ酸など）が使用されていることが多いので、ターメリック100％のパウダー、または植物性油脂や化学調味料、酵母エキス、タンパク加水分解物などを含まないカレー粉（ルゥ）を選びましょう。カレーライス以外にも、ドライカレー、ビリヤニ（インドの炊き込みご飯）、カレー風味の炒め物も美味しいですよ。欧米では最近、ターメリックやその他のスパイスをミルクに溶かしたゴールデンラテというホットドリンクも人気です。**ターメリック単体では吸収率が低いので黒胡椒と一緒に料理するのがおすすめ。**

31

海藻は海外でも人気急上昇。スムージーでも楽しめます。

もずく、わかめ、昆布、海苔、ひじき、めかぶ、海ぶどう……。多種多様の海藻を用いた食事は伝統的な和食の他にありません。**海藻は料理に深い旨味を与えるだけでなく、健康、美容、免疫増強のための栄養素の宝庫です**。日本人が欧米人よりも寿命が長く、病気の発症率が低いのは、海藻の消費量の多さが理由のひとつかもしれません。

海水から栄養素を直接吸収する海藻は、驚くべき数のミネラルを含んでおり、さらにビタミン、ポリフェノール、カロテノイドも豊富です。腸内細菌の餌となる食物繊維の供給源でもあり、腸内の善玉菌を活性化し、免疫システムを強化します。昆布、わかめ、もずくなどの海藻には、フコイダンという複雑な多糖類が含まれていて、抗ウイルス作用があり、免疫細胞の働きを助けます。**満腹感を高める効果もあるので、ダイエットの味方にもなります！**　海藻はその健康・美容効果が近年大きな注目を集め、海外でもシェフや食通、健康志向の人々の間で人気が高まっています。しかし日本では逆で、特に若い世代は海藻を食べなくなっているように感じます。ぜひ週に数回は海藻を食事に取り入れてみてください。驚かれるかもしれませんが、先入観をなくせばスムージーやスイーツにも使えます！　ウェブで検索すると、創造的で刺激的なレシピが見つかりますよ。

32

毎日大さじ1～2杯のオリーブオイルが、体を内側から変えます。

ココナッツオイル、インカインチオイル、ＭＣＴオイル……。毎年様々なオイルが新たなトレンドとなり、メディアで特集が組まれたりしますが、流行《はや》り廃《すた》りに関係なく、**ヘルシーオイルの不動の王座は間違いなくエクストラバージンオリーブオイルでしょう！**　抗酸化・抗炎症作用が強いポリフェノールが数十種類も含まれていて、免疫増強作用や抗炎症作用が強いオレイン酸も非常に豊富です。その他にも、抗菌作用も非常に強力で、肌に潤いを与えて若々しさを保ち、さらに脳細胞も保護し、生活習慣病を予防するなど、数え切れないほどの効果があります。

今、あなたのキッチンにあるオイルは何ですか？　**思い切って安価なサラダ油（精製された大豆油やコーン油、紅花油など植物油）は捨てて、エクストラバージンオリーブオイルを料理の定番にしましょう。**そして毎日大さじ1〜2杯のエクストラバージンオリーブオイルを、内側からのスキンケアとして、また、免疫力を高めるために摂取しましょう。オーガニックのオリーブをコールドプレス（低温圧搾）して作ったオイルで、栄養素を光から守ってくれる色の濃い遮光性ボトルのものがベストです。他のオイルより少々高価ですが、健康と美容のために確実で素晴らしい投資であることを保証します！

33

ニンニクは長い間、感染症治療の薬でした。

ニンニクは世界中の料理で大活躍のハーブです。香りや味を高めるだけでなく、非常に強力な薬効もあり、何千年もの間感染症治療の薬として重宝されてきました。古代ギリシャのオリンピック選手に、成果を上げるために与えられたという記録も残っています。

ニンニクの刺激的な香りこそ、害虫や捕食者から守る秘密兵器です。香りのもととなるアリインと呼ばれる成分は無臭ですが、生のニンニクを砕いたりみじん切りにしたりすると、細胞からアリイナーゼと呼ばれる酵素が漏れ出し、強力な抗菌剤であるアリシンに変わり、あの独特の香りを放つのです。アリシンはウイルスを攻撃する白血球を活性化しますが、熱に弱いので、生で食べるのがベストです。私はすりおろしたニンニクをドレッシングに入れて温野菜にかけたり、たまり醤油、エクストラバージンオリーブオイルに混ぜて鍋の付けだれにしたりします。ただし、アリシン以外にも有益な栄養素はたくさん入っていますので、加熱した料理もおすすめ。味噌汁を作る時にエクストラバージンオリーブオイルでニンニクと玉葱を軽く炒めてから水を加え、野菜を煮ると出汁《だし》を使わなくても風味とコクのあるスープになります。**口臭が気になる場合は、一緒に緑茶を飲んだり、レモンをかじったり、新鮮なミントやパセリを噛《か》んだりすると効果的ですよ！**

34

玉葱は、免疫増強のマストアイテム。いつでもスタンバイさせておきましょう。

玉葱は抗ウイルスの特性を持つケルセチンを豊富に含む、免疫増強のマストアイテムです。新型コロナウイルスへの有効性が注目を集めており、中国ではサプリメント摂取による治験も行われています。細胞の損傷を防ぎ、免疫細胞を助け、ウイルスの増殖を阻害することも明らかになっています。また、ケルセチンは呼吸器系のウイルスだけでなく、ヘルペスやＨＩＶのウイルスへの作用に関しても研究されていますし、さらに天然の抗ヒスタミン薬として、花粉症などのアレルギー症状を抑える効果も期待されています。

私は紫玉葱が大好きです。ケルセチンだけでなく、強力な抗酸化物質であるアントシアニンの優れた供給源でもあります。腸内細菌の餌としても非常に優れており、善玉菌を養い、腸内細菌の多様性を促進します（ちなみに玉葱と同じネギ属の長ネギも非常に優れた腸内細菌の餌なので、意識的に摂取していただきたい食材です！）。

おすすめの料理はワカモレです。細かく切った玉葱、アボカド、トマト、コリアンダーをエクストラバージンオリーブオイルと和えて自然海塩を加えればできあがり！　玉葱はぜひ常備菜として常に買い物リストに入れておきましょう。スーパーで手軽に買える野菜ですが、同時に**非常に強力な予防薬**であることを忘れないでください。

35

何も食べない時間が、免疫のために重要な理由。

何を食べるかということだけでなく、いつ食べるかということも重要です。朝食を意味する英語"Breakfast"は"break"(止める)と"fast"(断食)という2つの単語からできていて、断食を止めることを意味します。つまり、夕食から朝食までの何も食べない時間を断食と捉えているわけです。実はこの短い断食が、寿命、美しさ、そして免疫にも重要な役割を果たしています。

私たちは日中、脳と体の活動のために大量のエネルギーが必要です。そのために何かを食べ、消化し、エネルギーを作り出します。しかし夕方以降は活動量が減るので、消化もスローダウンし、作り出すエネルギーの量も減ります。**睡眠中は、私たちの体内にはお掃除部隊が送り込まれ、老廃物を取り除き、細胞を修復・再生します。夕方以降に作られる少量のエネルギーは本来このために使われるべきものですが、夜遅くに夕食を摂って満腹のままで寝てしまうと、食べ物の消化に使われてしまいます。**そうすると朝起きた時に体がだるくなり、空腹感もなく、仕事に行く途中でコーヒーだけ飲んで朝食代わりにする……なんていうことになってしまいます。この負のスパイラルを断ち切るにはどうしたらよいのでしょう? 次のトピックではその方法をご紹介します。

36

夕食から朝食の間は、12時間空けてみて。

夜寝る前に何かを食べてしまうと、単に太りやすくなるだけでなく、夜の間に細胞を修復・再生する機能がうまく働かず、免疫力も落ちてしまいます。就寝前3〜4時間は何も食べないようにして、夕食と朝食の間を12時間空けるようなプチ断食を意識してみましょう。例えば夜7時までに夕食を終え、10時に就寝し、朝7時に朝食を摂るというパターンです。しかし、会社勤めだとこのようなスケジュールは難しいかもしれません。帰宅してから夕食を摂るとどうしても遅くなってしまうという場合は、帰宅前に何か軽めに食べてしまう方がベターです。

平日は忙しく、食事の時間をコントロールできないという方は、週末だけ14時間プチ断食に挑戦してみてください。例えば夕方6時までに夕食を終え、10時に就寝し、朝食は翌朝8時以降にというパターンです。**就寝前から朝食までプチ断食の時間を作ることによって、免疫増強の他、アンチエイジング、脂肪減少、ホルモンバランスの改善、炎症と酸化ストレスの軽減、体内時計の最適化、認知機能低下防止にも効果がある**といわれています。夜の細胞修復、若返りタイムに必要なエネルギーを消化に奪われてしまわないよう、体の自然なリズムを理解し、賢く利用しましょう！

37

伝統的な和食＋地中海の食材で、健康効果はさらにパワーアップ。

世界中の優秀な科学者、研究者、医師、栄養士が集結し、人類の免疫力を高める究極の食事法を考えるとしたら、一汁三菜の伝統的な和食こそ、ほぼ100点満点の理想的な食事法と評価されることでしょう。実は、そのパワーをさらにアップさせる方法があるのです。それは、日本と同様に長寿の人が多い地中海沿岸諸国の食材を和食にプラスするというもの。地中海沿岸のヘルシー食材といえば、何といってもオリーブオイル！特に抗酸化・抗炎症作用が強いエキストラバージンオリーブオイルは、免疫力を高めるだけでなく、美容とダイエットの味方にもなります。

他にも、アーモンドやクルミなどのナッツ類、レンズ豆やひよこ豆などの豆類、オレガノ、バジル、パセリなどのハーブ類、そしてブルーベリー、ザクロなど、**地中海沿岸の国々で食べられている食材を和食に加えれば、免疫力を最適化するための完璧な食事法の完成です！**意外かもしれませんが、オリーブオイルと醤油や味噌との相性は抜群なんです。私はお味噌汁にエキストラバージンオリーブオイルを大さじ1杯垂らしていただいています。「和食はこうあるべき」という先入観にとらわれず、クリエイティビティを働かせ、自由な発想で地中海沿岸の優秀な食材を和食と融合させてみてください。

38

免疫力を低下させる食品を覚えておきましょう。

免疫力を高める食品を積極的に摂ることは大切ですが、逆に免疫力を低下させる食品を避けることも同じくらい大切です。 精製された炭水化物や糖分の多い、菓子パン、食パン、スイーツ、ソフトドリンクなどは免疫の敵であり、高脂肪のジャンクフードもその仲間です。例えばハンバーガーやフライドチキン、ピザに、フライドポテトと甘いソフトドリンクを組み合わせたセットは、体に悪い脂肪、砂糖、異性化糖（果糖ブドウ糖液糖など）を多く含み、食物繊維はほとんどありません。このように**高度に加工された食品を食べると、免疫システムが過剰反応して特定の免疫細胞の数を増やし、病原体が侵入した時のように全身の炎症を引き起こしてしまいます。** ジャンクフードを食べたいなら、良質のオイルと調味料を使い、手作りしましょう。フライドポテトはサツマイモで、ハンバーガーは牛肉の代わりにサーモンを使うなど、工夫すれば健康的に楽しめますよ。

また、低カロリー、ゼロカロリー、低脂肪を売りにした食品に含まれる人工甘味料にも注意してください。人工甘味料は腸内の善玉菌と悪玉菌のバランスを急激に変化させ、免疫力を低下させ、体重増加や糖尿病を引き起こす細菌を増やします。その他、乳化剤、人工的な着色料や香料などの添加物にも要注意。免疫のためにも原材料欄の確認は必須です！

39

美肌にもダイエットにも感染症予防にも、血糖値コントロール。

日本には、「痩せる＝カロリー制限」という考えの方が未だに多くいらっしゃいますが、カロリーよりも血糖値コントロールの方が重要だということを、これまでたくさんお話ししてきました。スリムなボディのためだけでなく、美肌や生活習慣病予防のためにも血糖値コントロールは欠かせませんが、今回新たにもうひとつ追加します！ **血糖値コントロールは、免疫機能を最適化するためにも非常に重要です。**

精製された炭水化物や甘いものを食べて血糖値が急激に上昇すると、免疫細胞の機能が低下し、体の抗ウイルス反応が弱くなってしまいます。また、糖分や精製された炭水化物の過剰摂取は腸内フローラの多様性に悪影響を及ぼし、免疫システムにダメージを与えます。さらに、血糖値が高いとウイルスが繁殖しやすい環境になるので、ウイルス性疾患が悪化する可能性があります。新型コロナウイルス感染症に関しても、適正な血糖値が保たれていない患者は死亡率が著しく高くなり、入院期間が長引くことが分かっています。

トーストや菓子パンだけの食事では、血糖値が急上昇します。美容のためだけでなく、免疫のためにも、毎食必ずタンパク質（ナッツ、魚、卵、大豆製品など）と、オリーブオイル、アボカドなどの良質な脂肪、そして食物繊維を摂りましょう！

40

一見スリムでも、隠れ肥満ならば、リスクがあります。

痩せている人は健康的と思われがちですが、実はそうではありません。見た目はスリムでBMI値（体重と身長から算出される体格指数）も低めだけれど、**体脂肪率が高く、筋肉量が少ない人を、英語でスキニーファット（Skinny Fat）といいます。**スキニー（痩せっぽちの）とファット（太っている）は相反する言葉ですが、**一見痩せていても脂肪だらけでぷよぷよした隠れ肥満は、痩せている人が多い日本人女性に多く見られます。**

同じBMI値のヨーロッパの白人と比較すると、アジア人の総体脂肪は3〜5％高く、そもそもアジア人は筋肉が少ない傾向にあります。さらに、日本人女性には、筋肉がつくと女性らしいボディラインを保てないという誤った先入観を持つ人も多く、運動で筋肉量を増やして引き締まった体を目指すよりも、カロリーを制限する食べないダイエットで体重を減らそうとする人が未だに多いことも、スキニーファットの人が多い原因のひとつです。

スキニーファットの人は血糖値を適切にコントロールできていないことが多く、新型コロナウイルスのような感染症にかかると重症化する可能性があります。そうならないために毎食必ずタンパク質を摂取し（豆類などの植物性タンパク質でもOKです）、筋力をつけるウエイトトレーニングも取り入れ、適正な筋肉量をキープしましょう。

41

見た目よりも、免疫力の高さが、本当の美しさ。

いつも健康で病気とは無縁の友達や、病気になったとしてもごくたまに軽い風邪をひく程度という友達はいませんか？　毎年、私たちは無数の感染症の危険にさらされています。しかし、実際に感染しているのは、いつも大体お決まりの人だったりしませんか？

病原体は日和見《ひよりみ》主義者で、私たちの免疫システムの弱点につけこんできます。ですから免疫にとって重要な栄養素を充分に取り入れ、自分自身を守るためにバリアを作らなければいけないのです。私たちのエレガントな免疫システムには、ビタミンD、ビタミンC、ミネラルの亜鉛やセレンなど、複数の栄養素が必要です。これらはすべて、免疫反応の各段階で相乗的な役割を果たします。自分は健康だから大丈夫！　と思っていても、これらの栄養素が不足していて、免疫システムが最適化されていない場合もあるのです。

ＢＭＩ値が低く、常に体重を気にしている痩せた日本人女性の多くは、栄養不足になっている可能性があります。研究によると、食事制限をしている低体重の日本人女性には、病原体を攻撃する免疫細胞が少ないことが明らかになりました。日本人の美意識の高さゆえに見た目はスリムな人が多いですが、それと体の健康は全く別物です。免疫力の高さ＝美しさということを肝に銘じてください！

42

トリガーフード（小麦粉、卵）で、炎症を起こしていませんか？

日本では過去10年ほどの間に、食べてすぐ症状が出る食物アレルギーだけでなく、食後1～48時間に症状が出る食物過敏症（遅延型食物アレルギー）も急増しています。生命を脅かすほどではありませんが、つらい症状であることに変わりありません。この症状を引き起こす食品をトリガーフードといい、主なものとして小麦の他に乳製品、卵が挙げられます。**トリガーフードは腸壁を傷つけ、リーキーガット症候群の原因となり、慢性的な炎症を全身に引き起こします**。そしてその炎症を抑えるためだけに栄養素と抗酸化物質が使われてしまい、病原体から体を守るバリア機能が脆弱《ぜいじゃく》になってしまいます。

ではトリガーフードの影響を受けているかどうかは、どのように調べればよいのでしょう？　食物過敏症は血液中のＩｇＧ抗体を測定することで検査できますが、高価な上に精度の高い結果を得られないこともあります。確実な方法は、**食べたものをすべて記録し、体調と気分の変化を調べる**ことです（ｐ61を参照）。もしそれによって食物過敏症であることが分かっても落ち込まないでください！　腸内環境を整え、ストレスを減らし、充分な睡眠をとれば、食物過敏症が改善する可能性はあります。まずは、**自分の体がどの食べ物に反応しているかを見極めることから始めましょう**。

43

オーガニック野菜をおすすめするのには、ちゃんと理由があります。

野菜や果物を買う時、私は化学的に合成された農薬や肥料を使わず育てられたオーガニック（有機栽培）のものを選ぶようにしています。農薬の多くは体内のホルモンに悪影響を及ぼしますし、発がん性物質を含むものもあります。とてもショッキングな事実ですが、ＯＥＣＤ（経済開発協力機構）の調査によると、日本は世界的に農薬使用量が最も多い国のひとつで、農薬規制の法律は緩く、海外では禁止・規制されている農薬も使われています。

安全性以外にも、抗酸化成分、ビタミン、ミネラル、フィトケミカルをより多く含んでいて、免疫力を高めてくれることも、オーガニック野菜を選ぶ理由のひとつです。やや高価ですが、健康と美しさのための投資と考えれば決して高くはありません！

日本は残念ながらオーガニック後進国ですが、最近では個人経営の農家からオンラインで直接購入できるシステムも広がっています。私は１０００円で中身はおまかせのオーガニック野菜ボックスを、長野から定期的に送ってもらっています。**形の美しさよりも安全性や栄養価の高さを優先したいですし、志の高い生産者の方々を応援したい気持ちもあります。**消費者のオーガニック食材に対する需要が高まれば、農家の有機栽培への切り替えを後押しし、その結果もっと買いやすい価格になっていくはずです。

44

まずは、残留農薬の多い食材から
オーガニックに変えてみるのはどう?

オーガニックの食材がどんなに体によいか分かっていても、実際にすべての野菜や果物をオーガニックにするのは難しいという人もいるでしょう。そんな時はまず、残留農薬の多い野菜や果物を優先的にオーガニックに切り替えてみましょう。完全なオーガニックのものが入手困難な場合は、農薬や化学肥料を減らして育てられた「特別栽培農産物」の表示のあるものを選ぶとよいでしょう。一方、**もともと残留農薬の少ない野菜や果物については、それほど神経質にならなくても大丈夫です。**

《残留農薬の多い野菜・果物》いちご、ほうれん草、ケール、ネクタリン、リンゴ、ブドウ、もも、さくらんぼ、洋梨、トマト、セロリ、じゃがいも

《残留農薬の少ない野菜・果物》アボカド、コーン、パイナップル、玉葱、パパイヤ、グリーンピース（冷凍）、なす、アスパラガス、カリフラワー、マスクメロン、ブロッコリー、マッシュルーム、キャベツ、ハニーデューメロン、キウイフルーツ

このデータはアメリカの環境保護団体Environmental Working Groupが毎年発表しているリストの２０２０年版です。日本の野菜・果物と全く同じではないと思いますが、参考になると思います。

45

サプリメントには、自然の食物のような相乗効果は期待できません。

地球上には15万種類以上の食用植物があります。そして、これらの植物性食品（果物、野菜、豆類、全粒穀物、ナッツ、種子）には、フィトケミカルと呼ばれる化学物質が豊富に含まれており、その種類はなんと2万５０００以上もあるといわれています。**フィトケミカルは感染症を予防するだけでなく、がんや自己免疫疾患からも私たちを守ってくれます**。そして、美しい肌のためにも必要不可欠です！

ここで注目すべきポイントは**強力な相乗効果**です。例えばニンジンを食べると、ベータカロテンというフィトケミカルだけでなく、何百もの他のフィトケミカル、そしてビタミン、ミネラル、食物繊維も一緒に摂取できるので、それらすべての相乗作用でよりパワフルな効果を発揮します。ですから、できるだけ多くのフィトケミカルやその他の栄養素をバランスよく摂取できるよう、**特定の食材に偏らず、なるべく色の異なる野菜や果物を、カラフルに満遍なく食べることが大切です**。

残念ながら単一の栄養素だけが入っているサプリメントは、自然の食物の代わりにはなれないのです。科学がどれほど進歩しても、自然を騙《だま》すことはできません。自然は私たち人間よりもはるかに賢いのです！

46

何度でも繰り返します。睡眠を本当に大事にして。

免疫力を高めるために最も重要なことのひとつ、それは睡眠です。ある研究では、**睡眠時間が7時間以上の人は6時間未満の人に比べ、風邪をひく回数が4分の1だったと報告されています。**また別の研究では、4時間しか寝られなかった時、8時間寝た時に比べてナチュラルキラー細胞が70％も減少したという結果が出ました。睡眠は免疫に大きな影響を与えることが分かっているのに、残念ながら日本は世界ワーストクラスの寝不足大国です。私はこれまで美と健康のためにいかに睡眠が大切かを何度もお話ししてきましたが、今回は睡眠ホルモンと呼ばれるメラトニンに注目してみたいと思います。

メラトニンは体内で自然に生成されるホルモンで、就寝と起床のシステムを調整しています。通常メラトニンの分泌量は夕方から増加し始め、深夜2時から4時頃に最大値に達し、その後朝にかけて減少します。これによって睡眠と覚醒のリズムが整い、質の高い睡眠をとることができます。しかし今、私たちを取り巻く最新テクノロジーが、メラトニンの減少に拍車をかけています。スマホやパソコン、テレビなどが発するブルーライトを浴び続けていたり、明るい蛍光灯の下で遅くまで夜更かししたりするなど、**現代のライフスタイルはメラトニンという素晴らしい睡眠ホルモンの自然な生成を妨げています。**

47

朝は太陽の光を浴び、夜はアイマスク。
睡眠のためにできる工夫は
たくさんあります。

自然なメラトニンの生成を促すためには、朝起きたら最初にカーテンを開け、太陽の光を瞳に取り込みましょう。また、朝のウォーキングや通勤時になるべく多く太陽光を浴びるのも重要です。こうすることで体内時計が調整され、夜にメラトニンの量が増え、自然と眠気が訪れます。また、夜寝る前2時間はなるべく照明を抑え、寝る前の1時間はテレビ、スマホ、パソコンなどのスクリーンは見ないようにしましょう。どうしても見なければいけない時は、ブルーライトを遮断するメガネをかけるとよいでしょう。就寝時は部屋を真っ暗にすることも大切です。寝室に明かりを発する電子機器や時計は置かないようにしましょう。カーテンを閉じ、照明を消した状態で腕を前に伸ばして手先が見えるようであればまだ明るすぎるので、アイマスクの使用をおすすめします。

メラトニンは体内で自然に生成されますが、クルミ、キウイフルーツ、トマト、オリーブオイルなど、メラトニンを多く含む食品で補うこともできます。睡眠の質を高めたい時は、積極的に取り入れるとよいでしょう。メラトニンを増やして睡眠を改善する方法は、シンプルで余計なお金もかかりません。睡眠は免疫力を高めるだけでなく、美容面でも数え切れない恩恵があります。7時間半の睡眠を目指しましょう！

48

いくら食生活に気を使っても、ストレスがすべてを台無しにします。

「病は気から」という日本の諺《ことわざ》があります。中国にも「心が穏やかなら体は健康」という諺があります。**体と心のつながりは、私たちが想像するよりもはるかに強いのです。**

近年注目を集めている精神神経免疫学（Psychoneuroimmunology）は、感情が健康にどのように影響するかの研究です。私たちの思考が脳内化学物質とホルモンを介して免疫システムに影響を与えるということは、科学的にも明らかになっているのです。

もしも過去に戻れるならば、私は20代に戻ってもっとうまくストレスをマネジメントしたいと思います。その頃私は大学とカレッジでそれぞれ異なるコースを履修していて、しかも重度の完璧主義者でした。そしてストレスを溜め込んだ結果、20代半ばに原因不明の体調不良で医師から医師へたらい回しにされ、最終的に腎臓の自己免疫疾患（IgA腎症）と慢性疲労症候群と診断されました。その後自分の体と向き合い、グルテンを断ち、気功を始め、鍼《はり》治療と気功療法によって、体調は回復しましたが、それから20年以上経った今でも、ストレスとの上手な付き合い方を探し続けています。ストレスは免疫システムのスイッチをいとも簡単にオフにしてしまいます。**食生活が完璧で睡眠や運動が充分でも、ストレスを管理できていなければ健康は維持できません。**

49

ストレスは、免疫システムをシャットダウンさせてしまうのです。

どうしてストレスはこれほどまでに免疫に悪影響を及ぼすのでしょうか？　話は石器時代に遡《さかのぼ》ります。例えばライオンやクマなど、自分の命を脅かす敵に遭遇した時、最も重要なこと、それは戦うか逃げるか、です。その時私たちの体はノルアドレナリンやコルチゾールなどのストレスホルモンを放出します。そのお陰ですべてのエネルギーを集中させ、敵と戦う、もしくは全力で逃げるという反応をすることができるのです。

その一方で、戦いや逃走に必要のない機能、例えば消化や生殖、免疫などのシステムは、一時的にすべてシャットダウンされます。本来この反応は短期間でのみ設計されています。脅威が去った後は、免疫系を含む体のシステムが平常運転に戻ります。**問題は、現代人が抱えるストレスは容赦なく、慢性的で終わりがないということです**。ライオンやクマは現代では日常生活にいませんが、仕事、家族、通勤ラッシュ、ハラスメント、パートナーとの言い争い、経済的不安、そして新型コロナウイルスへの恐怖など、形を変えて襲いかかってきます。**常にストレスにさらされている状態では免疫システムは機能しないので、病原体に「どうぞ体内へお入りください！」といっているようなもの**。次のトピックでは、忙しい現代人にもできる効果的なストレスマネジメントの方法をご紹介します。

50

ストレスマネジメントをひとつ選ぶなら、
私は、「瞑想」です。

ストレスマネジメントって本当に難しいですよね。私も常にいろいろな方法を試していますが、その中でひとつだけといわれたら、瞑想を選びます。その効果はもちろん、どこでもでき、お金がかからないのも嬉しいポイント！　**一日10分の瞑想でも、体を落ち着かせる副交感神経系のスイッチが入り、ストレスホルモンのコルチゾールが減少し、DNAの損傷も減り、遺伝子や皮膚の老化が劇的に抑制されます。また、免疫細胞を増やし、感染症も予防します。さらに免疫細胞の約70％が存在するといわれる腸内フローラのバランスを整え、体の抗炎症機能を高めることも明らかになっています。**

瞑想には無数のメソッドがありますが、私はアメリカ人女優グウィネス・パルトローのウェブサイト、GOOPで購入したスタイリッシュな瞑想用スツールに座って行っています。足を前に伸ばして座り壁に背中をつけた状態や、床に横になった状態で行うのもおすすめです。そして、海岸に流れ込む波の音や森の中の生物の音、瞑想用の音楽を聴きながら、吸う息と吐く息に意識を集中させ、何も考えないようにします。何か思い浮かんでも、空に浮かぶ雲を眺めるようにただ見送り、呼吸に意識を戻します。ストレスマネジメントや免疫増強のためだけでなく、美しさのためにも、ぜひ習慣にしてください。

51

自分を癒すことは、自分勝手でも贅沢でもありません。

ストレスをコントロールして高い免疫力を維持するためには、計画的に自分を癒す時間を作ることが必要です。しかし、自分を癒すために優先的に時間を使うなんて、と罪悪感を抱いてしまいますか？　他者を優先することは確かにとても美しい日本の文化ではありますが、**自分を癒すことは自分勝手でも贅沢でもなく、絶対的に不可欠な行為。**

例えば飛行機の中で緊急事態が発生した場合、客室乗務員は真っ先に自分に酸素マスクを装着します。なぜなら、まず自分の安全を確保しなければお客様を救助できないからです。日本の多くの母親は家族のために自分をないがしろにする傾向にありますが、母親がストレスで不機嫌になったり病気になったりしては、家族をケアできなくなります。

自分を慈しみ、癒してあげると、愛情ホルモンと呼ばれるオキシトシンがたくさん分泌され、逆にストレスホルモンであるコルチゾールが減少します。肌の老化も遅らせます！　自分を癒す方法はマッサージ、ネイルサロン、入浴、読書、美術館巡りなど人それぞれですが、私にとっての究極の癒しは、自然に囲まれた露天風呂です！　**自分を癒す時間は待っていてもやってきません。ポイントは自分で積極的に計画すること。**自分のためだけではなく、周りの人のためにも、今すぐスケジュール帳に書き込みましょう。

52

笑いは最高の薬。
笑うふりだけでも効果あり。

おかしなコメディ番組、お気に入りの落語、愉快な友達、おちゃめなペット動画など、あなたをお腹の底から笑わせてくれることは何でも、免疫力を高める方法としてぜひルーティン化してください！　**お腹の底から笑うと、感染症と闘う能力が高まり、ストレスホルモンが減少します。**たった1時間コメディを見ただけで、免疫細胞が活性化するという研究もあるんですよ。**さらに笑いはリンパ系のシステムも強化します。**リンパは体の老廃物を排出する下水道のようなシステムで、免疫システムの重要な部分です。ポンプの機能が付いていないので、体調が悪くなると老廃物が滞ってしまうこともありますが、笑うと横隔膜が刺激され、リンパの流れがスムーズになります。

では私たちは普段どのくらい笑っていると思いますか？　子供を見てみると、大人よりもはるかにたくさん笑っていますよね。実際、平均的な子供は一日に数百回も微笑んだり声をあげて笑ったりしますが、大人は一日20回未満だそう。でも、免疫力強化のために意識的に笑うことを心がけてみてください。興味深いことに、脳はあなたの笑顔が本物か偽物かを判断できないので、**口角を上げて笑うふりをするだけでもストレス軽減と免疫力強化の効果があるのです！**　笑いは誰でも即実践可能で、かつ最高の薬なんですよ。

53

大人こそ、没頭して遊びましょう。

大人にも自分が好きなことに没頭する遊びの時間が絶対的に必要です。**遊びは睡眠と同じように人生の幸福感に欠かせない基本的な人間のニーズ**なので、その時間がないと不機嫌になり、ストレスが溜まってしまいます。

好きなことに没頭している時間は、幸福感を生み出し、神経系を落ち着かせ、ストレスホルモンであるコルチゾールを減らします。ですからストレスの多い生活を送る人こそ、我を忘れて没頭できる時間が必要なのです！

私は常々絵を描いてみたいと思っていたので、お気に入りのイラストレーターのオンライン水彩画クラスを受講し始めました。時間の感覚を失うくらい集中できて、満ち足りた気持ちになります。絵は全然上手ではありませんが、純粋に楽しいです！　新型コロナウイルス感染拡大の影響で外出自粛していた時期は、自宅のダイニングテーブルにネットを設置して卓球にも没頭しました。ペットの猫たちも楽しそうに観戦していましたよ！

趣味や楽しいアクティビティはストレスの解毒剤であり、免疫増強剤でもあります。自分が好きなことに没頭する時間で培われた新たなパワーを、仕事や家庭に注ぎ込むことができるのですから、罪悪感を抱く必要は全くもってありませんよ！

54

深刻な状況の時こそ、楽観的な思考回路を手に入れましょう。

「ポジティブ思考が大事」といわれても、ふわふわしていて精神論だけの実のない話に思えるかもしれません。しかし実際には、**前向きな思考が免疫力を高め、健康維持にも大きく影響していることが、科学的にも明らかになっているのです。**例えば**同じ条件で風邪やインフルエンザのウイルスにさらされた時、悲観的な人よりも楽観的な人の方が、感染率が低かったという研究結果があります。**また、ＨＩＶやがんなどのより深刻な疾患でも同じ結果が出ています。体内の細胞は、常に私たちの思考を盗み聞きしているので、例えば深刻な状況に陥った時に、「絶望的だ」と考えるか、「大丈夫、すべてうまくいく」と考えるかで、全く異なる脳内化学物質を作り出し、異なる結果が生まれるのです。

問題は脳の初期設定がネガティブ思考になっているということです。これは生き延びるために古代から培われたメカニズムで、敵がどこにいるのかと常にビクビクし、脅威に遭遇したらそれを優先的に記憶しておく必要があったからです。ですから延々とネガティブなことを考え続けてしまうのは、決してあなたのせいではありません。しかし訓練を重ねれば、この悪い習慣を断ち切り、脳の思考回路を配線し直すことができます。次のトピックでは、楽観的な思考回路の作り方を説明します。

55

「感謝」と「楽しい思い出」が、ポジティブ思考への第一歩です。

私たちの脳は自動的にネガティブ思考になるようプログラミングされているので、ポジティブ思考は誰にとっても決して簡単なことではありません。しかし、前向きな考え方を新しい習慣にすることは、訓練次第で誰にでも可能なのです。

最も簡単な方法のひとつは、感謝です。美味しいコーヒー、赤ちゃんのかわいい笑顔、ペットとの抱擁《ほうよう》、生花の香り、美しい夕焼けなど、どんなに些《さ》細《さい》なことでもいいので、それに出会えたことに感謝しましょう。また、その気持ちを綴《つづ》る日記を用意して、毎日3つ、感謝を書き留めることを習慣にするとよいでしょう。

もうひとつの簡単な方法は、楽しい思い出の写真を持ち運ぶことです。感染症にかかった時に幸せな時間を思い出すと、体内の抗体レベルが上昇するという研究結果があるほど、楽しい気持ちでいることは免疫に多大な影響力を持っているのです。また、やる気が湧いてくる格言やアファメーション（自己肯定的な言葉）をスマホに保存して、定期的にそれらを見てモチベーションを高めるのもよいでしょう。

まずはこの2つを気にかけてみてください。ゆっくりとですが確実に、前向きな思考を手に入れることができます。

56

音楽は精神安定剤。
聴くことも歌うことも、
不安を減らし免疫力を高めます。

他のことは一切せずにお気に入りの音楽をじっくり聴く時間を持っていますか？　音楽を聴くだけで、癒し効果の高いドーパミン、オキシトシン、セロトニンなど様々な化学物質が分泌され、ストレスホルモンであるコルチゾールは劇的に減少します。また、血圧が下がり、痛みが軽減されることも分かっています。さらに音楽はポジティブな感情を呼び起こし、気分を高めてくれます。クラシック音楽は犯罪を劇的に減少させることが世界中の多くの研究で明らかになっていますし、**クラシック音楽を30分間聴くと抗不安薬と同じくらい効果があるという研究もあります。**もちろん副作用はありません！　音楽は強力な免疫増強剤でもあります。**音楽を聴いたり演奏したりすると、病原体を攻撃するナチュラルキラー細胞が増加します。歌うことも治療的な効果があるといわれています。**

現代の目まぐるしいライフスタイルの中で、人々はよりゆっくりと、よりマインドフルに生活する方法を模索しています。アナログのレコードが復活しているのも不思議ではありません。何かをしながらではなく、スマホから手を離して、集中して音楽を聴いたり演奏したりする時間を定期的に作りましょう。音楽は免疫力を高める魔法であり、非常にパワフルな精神安定剤なのですから。

57

風邪のひき始めは、むしろ熱めのお風呂が効果的。

温泉や露天風呂は最高ですよね！　日本ほど入浴の習慣を愛してやまない文化は他にはありません。**お風呂を楽しむことは、単に気持ちがよいだけでなく、健康と美容、そして免疫に無限の効果をもたらすヒートセラピー（温熱療法）でもあります**。

風邪やインフルエンザになった時に熱が出るのは、病原体に対する体の自然な防御反応です。体温が上がると体内が病原体にとって住みづらい環境になります。さらに熱の刺激でヒートショックプロテイン（ＨＳＰ）というタンパク質が増加し、免疫細胞が活性化され、病原体を攻撃する力が強まります。ですからこのような時は、必要でない限り解熱剤を飲んだりして無理に熱を下げようとしないでください。

ＨＳＰは、病原体が侵入した時だけでなく、お風呂やサウナなどの熱による刺激でも増加します。日本では昔は風邪をひいたら入浴しない方がいいといわれていました。しかしこのＨＳＰの研究が進んだことで、**風邪をひいたらむしろ熱め（40～42℃）のお風呂で体に熱刺激を与えた方が回復が早まる**という考え方が広まりました。私は風邪気味の時、バスソルトを入れた熱めのお湯に浸かり、人工的な熱の刺激でＨＳＰを増産します。そして熱々のお茶を飲んで、さらに汗をかいて病原体を撃退します！

58

定期的なサウナの習慣が、風邪を遠ざけます。

免疫力を高めるヒートショックプロテイン（ＨＳＰ）は、お風呂だけでなく、サウナの熱刺激でも増加します。**75℃で30分間サウナに入ると、ＨＳＰが50％増加するという研究があります。また、サウナを週に数回、３カ月間定期的に利用することで、風邪をひく率が50％減少したという研究結果もあります。**

サウナはＨＳＰを増やす効果の他に、一酸化窒素も増やし、呼吸器系疾患のリスクを下げるという効果も明らかになっています。通常のサウナよりもさらに一酸化窒素を増やすには遠赤外線サウナブランケットがおすすめです。一酸化窒素は血管を柔らかく保つ効果があり、全身の血流をよくします。遠赤外線サウナブランケットは減量やデトックスを謳《うた》っている商品が多いですが、免疫力を高める意味でも非常に効果的です。わざわざサウナ設備があるところまで外出せずに自宅で手軽にできるのも嬉しいポイント。オンラインショップで購入可能ですので、見てみてください。

サウナはもともと北欧のフィンランドが発祥ですが、日本でも最近ブームになっていますよね。近くにサウナがあるなら週に数回楽しむとよいでしょう。ただし、高温のサウナは体の負担も大きいので、病気で発熱している時は控えるようにしてください。

59

「口を閉じて、鼻で呼吸」で、強くてエレガントなボディへ。

一酸化窒素って聞いたことはありますか？　実はこの物質、私たちの鼻の中で病原体を撃退するなんとも頼もしい感染症防衛レンジャーなのです！　一酸化窒素は体内で作られ、自然の殺菌剤として有害な侵入者から体を守ってくれるだけでなく、血管を拡張して血液と酸素の流れを加速させるので、血液、栄養素、酸素を体のあらゆる部分に効率的に運び、細胞を健康に若々しく保つ機能も持ち合わせた、まさに奇跡の分子です。ただし、その恩恵を受けるためにはちょっとした気づきが必要です。

私たちの鼻は単なる空気の通り道ではなく、加湿器としても機能し、病原体をブロックする役割も果たしていますが、同時に一酸化窒素を作り出す大切な役割もあります。鼻で呼吸すると、その気道で一酸化窒素がたくさん作られて肺まで運ばれますが、口で呼吸しても作られないので、体内の一酸化窒素のレベルが低下します。そうなると感染症防衛レンジャーの警備が手薄になり、病原体がここぞとばかりに侵入してきてしまいます。鼻でも口でも酸素を取り込めればどちらでもいいと思っている人、感染症対策としては天と地ほどの差ですよ！　**口を閉じて、鼻から吸う。このちょっとした意識の変化で、病原体を寄せ付けない強くてエレガントなボディを作れるのです。**

60

鼻呼吸の訓練には、口にテープを貼って寝ること。

体内で作られる一酸化窒素の量を増やし、免疫力を高める方法は、p55でもご紹介した、夜寝る時に口にテープを貼って、口ではなく鼻で呼吸するように訓練することです。ある研究では、鼻呼吸と口呼吸を比較したところ、**鼻呼吸の方が体内の酸素を10%増加させる**ことが分かりました。また、アメリカでは一酸化窒素を吸入する方法が、新型コロナウイルス感染症の潜在的な治療法として現在いくつかの病院で研究されています。2003年から2004年にかけて流行したSARSでは、一酸化窒素の吸入が、特に感染の初期段階でウイルスの増殖を阻害したことが明らかになっています。

鼻呼吸以外にも、食べ物で一酸化窒素を増やす方法もあります。ほうれん草、セロリ、ルッコラ、クレソン、ビーツなどの硝酸塩を多く含む食品を食べると、体内で変換され、一酸化窒素のレベルが上昇します。また、**鼻歌を歌うと鼻の気道が活性化し、多くの一酸化窒素が放出されます**。研究によると通常の静かな呼吸に比べて、15倍も一酸化窒素を増加させることが明らかになっています。逆にアルコール入りのマウスウォッシュは、一酸化窒素を生み出すよい菌も殺してしまうので、使用するのは止めてくださいね。たったこれだけの工夫で免疫を強化することができるのですから、ぜひ試してみてください！

61

粘膜で病原体を防ぐ IgA抗体とは？

まだ確定されてはいませんが、新型コロナウイルス感染症による日本人の死亡率が低い理由のひとつとして、今、ＩｇＡ（アイジーエー）という抗体（分泌型免疫グロブリン／Ｓ-ＩｇＡ）が注目されています。**ＩｇＡは、唾液、鼻や呼吸器系の粘液、涙、母乳、胃腸の粘液、膣分泌物などに含まれる免疫物質で、侵入してきた病原体と結合することで病原体が粘膜に付着するのを防いでくれます。つまり、体内の粘膜にＩｇＡがたくさん存在していれば、病原体が襲ってきても粘膜よりも奥へ進むことができず、感染症にかかることはないのです！**

ではどうすればＩｇＡを増やすことができるのでしょう？　ＩｇＡが豊富な食品、例えば味噌、納豆などの発酵食品、ベータグルカンが豊富な椎茸、ビタミンＡやベータカロチンが豊富なニンジンや小松菜などを食べることで、ＩｇＡのレベルを高めることができます。プロバイオティクス（体によい影響を与える細菌）もＩｇＡを増加させる可能性があり、腸内細菌もＩｇＡを生成するために不可欠です。逆に栄養価の低い加工食品はＩｇＡを低下させる可能性があります。また、ＢＭＩ値が低い人は、ＩｇＡのレベルも低くなる傾向にあります。くれぐれも無理なダイエットはしないでください！

62

フェイシャルマッサージで、IgA抗体に必要な唾液を増やしましょう。

食品で摂取する以外にもＩｇＡを増やす方法があります。まず、**毎日の生活に取り入れていただきたいのが唾液の量を増やすためのフェイシャルマッサージです**。ＩｇＡにとっては唾液がとても重要なので、唾液腺と呼ばれるポイントを刺激して分泌を促しましょう。両耳の前方約2センチメートル（上の奥歯の辺り）に人差し指、中指、薬指の3本を当て、時計回り、反時計回り、両方の円を描くように優しくマッサージします。これだけで唾液が増えるのを感じることができるはずです。また、水分補給も唾液の量を維持するために大切ですので、喉が渇いたと感じなくても一日1・2リットルを目安にこまめに摂取しましょう。

逆に**唾液の量が減る原因として、マスクの着用や口呼吸が挙げられます**。マスクをすると口呼吸になってしまうことが多く、また、飲み物を飲む回数が減る傾向にあります。p55の口腔内細菌のトピックでもお話しした通り、**口の中を唾液で湿った状態にして口腔内細菌のバランスを保つことは、健康維持、免疫増強と深い関連性がありますが、ＩｇＡも同様に口腔内細菌のバランスのために必要不可欠です**。笑うこともＩｇＡのレベルを高めるので、コメディや楽しい映画を見て意識的に笑うこともおすすめです。

63

お風呂の最後は、冷水シャワーで体温調整機能をアップ。

今、世界中の健康志向の人々の間でトレンドとなっているクライオセラピー（全身凍結法）をご存じですか？　私も何度かやったことがありますが、マイナス１００度以下のカプセルに首から下の体をすっぽりと入れて、数分間体を冷やすという方法です。また、氷を入れた冷たいお風呂に肩まで浸かるアイスバスという方法も注目されています。これらはもともと関節リウマチの治療のために開発されたコールドセラピーという方法ですが、現在多くのアスリートが筋肉疲労の回復のために利用しています。

冷たい空気や水に体をさらすと、体の免疫反応が引き起こされます。また、リンパ管が収縮し、リンパ液の流れがよくなり、老廃物を排出する効果も高まります。ある研究によると、温水シャワーの後に冷水シャワーを30秒浴びた人は、病気で仕事や学校を休む日数が29％少なかったことが報告されています。さらに、気分を高め、痛みを軽減し、血液循環と体の回復力を改善し、減量にも効果が期待できます。**お風呂タイムの仕上げに、冷水シャワーを数秒かけることから始めて、慣れてきたら30秒を目指しましょう。**冷え性の人に冷水をかけるというのは逆説的に思えるかもしれませんが、コールドセラピーは体をリセットして体温調節機能を高める素晴らしい方法です。

64

冷え性は、免疫のためにも
タンパク質と筋肉で改善しましょう。

冷え性の日本人女性は多いですが、英語で冷え性をズバリ表す単語はありません。しいて訳せばSensitivity to coldになると思いますが、欧米人にとってはメジャーな症状ではありません。冷え性の原因として、筋肉量が少ないことが挙げられます。そもそも日本人を含むアジア人は他の人種に比べると筋肉量が少ない傾向にあり、運動によって熱を生み出しづらい体質です。それに加えて食生活の乱れやストレス、睡眠不足、無理なダイエットなどにより血行が悪くなると、冷え性に拍車がかかり、免疫力も低下してしまいます。

どんなに重ね着をしても、それは一時凌《しの》ぎでしかなく、**冷え性を根本的に改善するには筋肉を増やすことです**。筋肉といってもムキムキになる必要はなく、女性らしいボディラインを保ちつつ筋肉をつけることは可能です。**食事では毎食必ずタンパク質を摂りましょう**。忙しいと、パンとコーヒーだけやおにぎりとお茶だけになってしまう人も多いと思いますが、パンにスクランブルエッグやゆで卵、ツナ缶をプラスしたり、ご飯に卵や納豆をかけたりするだけでもタンパク質を補給できます。そして特別な筋力トレーニングをしなくても、**なるべく階段を使う、目的地のひと駅手前で降りて歩くというような運動を心がけるだけでも筋肉が増え、体温アップも期待できますよ**。

65

加湿器は、肌の乾燥対策にも、感染症対策にも重要な投資です。

乾燥を防ぎ、瑞々しい肌を保つために加湿器を利用している方は多いと思いますが、実はその**湿り気が風邪やインフルエンザからあなたを守っていることにはお気づきでしたか？**　温暖湿潤気候に属する日本は最適な湿度に恵まれていますが、寒くなって暖房を使い始めると室内が砂漠のように乾燥します。乾燥は美肌の大敵であるだけでなく、免疫システム、特に気道の障害にもなります。鼻腔や肺には病原体の侵入を防ぐ自然な浄化作用がありますが、湿度が低いとこのメカニズムが妨げられます。その上空気が乾燥していると、ウイルスの生存期間が長くなってしまいます。

２０２０年3月に発表された研究報告によると、新型コロナウイルスの感染状況が特に深刻な地域は北緯30～50度に位置し、同じような気候で、発生前の週の室内湿度は20～30％と非常に乾燥していたことが分かりました。湿度の高いベトナムやタイでは大規模な感染拡大は起こっていません。他の研究でも**感染症予防のためには湿度40～60％が最適という結論が報告されています**。40％を超えると、エアロゾル（空気中に漂う微細な粒子）化したウイルスの感染能力が大幅に低下することが示されています。ですから加湿器は感染症予防のためにも最善の投資のひとつといえるでしょう。

66

ＳＮＳには違法薬物と同じくらい中毒性があります。脳のためにドーパミン断食を。

新型コロナウイルスの感染予防で外出を控え、SNSを眺める時間が増えた人も多いと思います。そこで今こそ意識的に脳を休ませる時間を作り、心身共に充電するためのドーパミン断食が必要です。ドーパミンとはやる気を高める神経伝達物質で私たちの活動に欠かせませんが、量が多すぎると脳が興奮し、大きなストレスになります。ドーパミン断食は、SNSから一定時間離れて脳をリセットすることでストレスを減らす方法。シリコンバレーのビジネスマンの間で流行したことから、注目を集めています。

SNSは素晴らしいコミュニケーションツールですが、非常に強い中毒性があります。ハーバード大学など多くの研究では、**SNSを見ている時と違法薬物を摂取している時、ギャンブルをしている時、砂糖を摂取している時を比較すると、すべて脳の同じ場所が反応を示すことが明らかになっています。**やりがいのある何かを成し遂げたり、中毒性のある物質を摂取したりすると、脳のドーパミンレベルが上昇しますが、SNSで「いいね」「シェア」「コメント」「リツイート」などの通知を受け取った時も同様に、脳はドーパミンの分泌ラッシュ状態となり止められなくなります。しかし、SNSを止められないのにはもうひとつ理由があります。

67

週1日はSNSを断つ日。通知機能はオフ。それ以外の日も朝起きて30分はスマホに触れないで。

ＳＮＳを止められないもうひとつの理由は、人は自分のことを話している時に脳の報酬中枢が最も活性化するということです。実生活で人々が自分のことを話すのは、話している時間全体の30〜40％だそうです。しかしＳＮＳは自分の人生がいかに素晴らしいかを披露する場なので、約80％が自分のことだといわれています。ＳＮＳによって分泌される刺激的なドーパミンは、親しい人とコミュニケーションする時に脳内で分泌される化学物質とは大きく異なります。例えば友人とお茶を飲みながらおしゃべりしている時は、「愛のホルモン」「絆《きずな》のホルモン」と呼ばれるオキシトシンや、セロトニンが分泌されますが、これらはドーパミンよりも影響が穏やかで、心を落ち着かせてくれます。

ドーパミン断食の最も簡単な方法は、週に1日、ＳＮＳを断つ日を作ることです。スマホが通知音を発するとその刺激でドーパミンが分泌されるので、通知機能をオフにしましょう。また、**ドーパミン断食以外の日も、朝起きてから30分はスマホに触れないようにしましょう。**ＳＮＳやニュース、メールをチェックすると、朝からストレスホルモンのレベルが急上昇し、その日一日の気分に悪い影響を与えてしまいます。スマホのタイマーやリマインダーを設定し、ＳＮＳに費やす時間を制限するのもおすすめです。

68

自然の薬だけを集めた、自分専用の薬箱を作りませんか？

私は冬になると、風邪やインフルエンザの予防のために自然の薬だけを集めた「自然の薬箱」を自宅に準備して、免疫増強に努めます。日本では、風邪をひいたら市販の総合感冒薬を飲み、それでも治らなければ病院に行き、薬局では買えない抗生物質を処方してもらうという人が多いと思いますが、これらの**化学的に合成された薬や抗生物質は、肝臓に負担をかけ、腸内細菌にも悪影響を及ぼします**。そこで、冬に手元に置いておくべき、体に優しい自然の免疫増強剤を紹介したいと思います。

自然界には植物の力で育まれた薬が存在します。これらの多くはハーブ（葉、花、根、樹皮など）のエキス（抽出物）です。サプリメントや食材として摂取する生や乾燥のハーブと違って強力な作用がありますので、通年で摂取するのではなく、感染症が流行する季節に予防として、また感染症の症状が現れた時にだけ摂取することをおすすめします。

次のトピックからは、欧米で昔から愛用されていて、私自身も毎年冬になると感染症予防でお世話になっている自然の薬をご紹介します。ただし、たくさん摂れば摂るほどよく効くというわけではありませんので、薬局で売っている薬と同様に用法・用量をしっかり守ってくださいね。

69

エルダーベリーは、日本でも常備薬にしてほしい。

日本でももっと広まってほしいと思う自然の薬、それはエルダーベリーです。この植物は、風邪やインフルエンザ、副鼻腔炎の予防のためにヨーロッパで何世紀にもわたって使われてきました。紀元前400年に「西洋医学の父」ヒポクラテスは、エルダーベリーの木を"medicine chest"（薬箱）と呼んでいたほどです。**エルダーベリーには強力な植物性抗酸化物質が詰まっていて、感染症予防の効果が期待できます。**ヨーロッパでは、エルダーベリーの実と砂糖を漬け込んだ自家製シロップを感染症予防のために飲む家庭も多いです。日本では自家製梅酒のイメージに近いでしょうか。薬効が高いので、風邪のひき始めには、市販の薬よりも先にこちらを飲む人もいます。

エルダーベリーのシロップは、水で薄めたり、スパークリングウォーターを加えたりして見た目にも美しいノンアルコールカクテルにすることもできます。そして特筆すべきはその美味しさです！　予防には一日大さじ1杯、風邪やインフルエンザにかかってしまった場合は大さじ1杯を一日4回程度服用することをおすすめします（子供の場合は半分の量に）。シロップの他にも、のど飴、サプリメントでも摂ることができます。日本ではまだ珍しいものですが、オンラインで購入可能ですので検索してみてください。

70

風邪、インフルエンザの予防には、エキナセア、リコリス、オリーブリーフ。

感染症が流行する季節に、自然の薬箱に入れておいていただきたいハーブを他にも紹介しましょう。

まず、**風邪やインフルエンザの予防といえば多くの欧米人が真っ先に思いつくのが、エキナセアというハーブ。**優れた免疫サポート力があり、エキス、カプセルで摂取できます。予防はもちろん、病気になってから飲んでも回復を早める効果が期待できます。

次が、日本でも比較的馴染《なじ》みのあるリコリスです。甘草《かんぞう》という名前でのど飴やハーブティーにも使われていますが、**根から抽出されたリコリスルートエキスは肺や喉の炎症を鎮《しず》め、粘膜を潤し、炎症を緩和するのにも役立ちます。**咳や喉の痛みで苦しい時に助けてくれる、頼りになるハーブです。

最後にオリーブリーフエキス。オリーブといえば実から抽出されたオリーブオイルを思い浮かべますよね。オリーブオイルは何千年にもわたりその驚くべき健康効果で脚光を浴びてきましたが、実は**オリーブの葉にはさらに強力な殺菌作用、抗酸化・抗炎症作用があり、欧米では薬のように扱われています。**葉から抽出されたエキスは苦味があり、そのままでは飲みづらいのですが、私はザクロジュースに少量を混ぜて飲んでいます。

71

プロポリス喉スプレーは、冬のお出かけの必需品です。

プロポリス喉スプレーは、あなたの「自然の薬箱」に不可欠のアイテムです。私は冬になるとこのスプレーを必ずバッグに入れて持ち歩き、少しでも喉に違和感があると、すかさず喉に直接スプレーしています。**プロポリスはミツバチが草木の芽や樹液などと酵素成分を含む自らの唾液を混ぜ合わせて作った粘着性のある天然樹脂混合物で、巣の壁を覆うのに使用され、細菌や捕食者から保護するバリアの役割を果たしています。**ポリフェノールやフラボノイド、酵素、エッセンシャルオイル、アミノ酸、その他300以上の有益な成分が含まれており、免疫力を高めるスーパーフードとしても知られています。抗炎症作用も強いので、口内炎を改善したり、風邪やインフルエンザの喉の痛みを和らげたりする効果があり、子供の風邪にも最適です（ただしミツバチ由来の製品にアレルギーを持っている人や、喘息持ちの子供、また1歳未満の乳児には与えないでください）。

選ぶ時は、オーガニック認証のもの、信頼性の高いメーカーのもの、プロピレングリコールなどの化学物質を含まないものにしましょう。私が愛用している製品の成分は、プロポリス抽出物、非遺伝子組み換えの植物性グリセリン、精製水だけです。喉が荒れる季節の秘密兵器としてプロポリス喉スプレーをバッグに忍ばせておくと、とても便利ですよ！

72

グリーンスーパーフードパウダーは、私が15年間毎日続ける健康の素。

年間を通して摂取したい「自然の薬」は、健康、美容、免疫力を素晴らしく高める効果があるグリーンスーパーフードパウダーです。私が15年間毎日続けている健康の素。野菜を食べることが大切だと分かっていても、実際に食事だけで充分な量を摂取するのは難しいですよね。フィトケミカルが吸収されやすい状態で濃縮されたパウダーは、とても優れた供給源なのです。私たちの体は酸性に傾くと免疫機能が阻害されますが、**優れたグリーンスーパーフードパウダーは、体をアルカリ性に導き、消化器系の細菌叢を改善して免疫システムをサポートします。また、解毒・抗酸化・抗炎症作用も強く、エネルギーレベルを高めます。**

選ぶ際は、大麦若葉、ケール、クロレラ、緑茶、抹茶、モリンガ、小麦若葉、スピルリナ、海藻など、多様な原材料から作られたものがベターです。この種のパウダーは、自然の植物を丸ごと粉末にしたものや、そこから抽出されたエキスで作られた「ホールフードパウダー」で、何百、何千もの栄養素が自然界に存在するバランスで保たれています。これが特定の成分だけを人工的に取り出して加工したサプリメントとは大きく異なる点です。私は、**毎朝1杯、水と少量のザクロジュースで溶かして飲むことを習慣にしています。**

73

やりすぎも少なすぎもよくない、免疫と運動の関係。

地球上の誰もが、運動が健康と美容、そしてメンタルのためにもよいことを知っていますよね。定期的な運動は免疫増強の効果がありますが、問題はどのくらい運動すればよいのかということです。90分を超えるマラソンのような強度の運動を行うと、運動後最長で72時間、感染症にかかりやすくなる可能性があることが明らかになっています。また、**過度の運動はストレスホルモンのコルチゾールの量を増加させ、免疫の妨げになることも分かっています。**かといって全く運動をしないと免疫力が低下します。つまり、運動で免疫力を高めるには、やりすぎず、少なすぎずの絶妙な量で行わないといけないのです。

運動を開始すると体は瞬時に数十億の免疫細胞に指令を出し、体内を循環させます。運動をしていない時よりも高い速度で循環するので、免疫細胞はより多くの病原体を見つけ出し、攻撃します。**週5日、20分以上の運動を続けている人は、運動が一週間に1日以下の人と比べ、風邪にかかる日数が約50%少ないという研究もあります。また、運動で体温が上がることによって、病原体の増殖を抑える効果も期待できます。**注意しておきたいのは免疫システムは複雑でエレガントだということ。次のトピックでは、免疫力を高めるための絶妙な量と強度の運動について詳しくご説明します。

74

汗だくにならず、会話できる程度の運動を20分間、週3回続けてみて。

免疫システムは繊細でエレガント。だから、運動で確実に免疫力を高めるためには、やりすぎず、少なすぎずの絶妙なバランスが大切です。ではどのくらいが適切なのでしょう？　週に3回ほど中強度の有酸素運動を20分間続けるだけでも、免疫力を高めるには充分です。中強度というのは、速めのウォーキング、軽いジョギング、自転車こぎ、または水泳などで、必死に動いて汗だくになるほどではなく、会話ができる程度の運動です。

私のおすすめは、免疫増強に必要な筋肉をつけるために、軽めのウエイトトレーニングもプラスする方法です。スタイリッシュな軽量ウエイトやトレーニングチューブを準備すると気分も上がりますよ。私はYouTubeで10分間の腕の筋トレを行うインストラクターを何人かフォローしていて、週に2〜3回のセッションを行います。ウエイトの代わりに、自分の体重で負荷をかけるスクワットや腕立て伏せのような運動もよいでしょう。道具も必要ないので、いつでも手軽に行うことができます。**日本人女性にはスリムな人が多いですが、実は筋肉量が少なく脂肪が多いケースも多く見られます。ですから有酸素運動だけでなく、筋肉をつけるウエイトトレーニングも取り入れて免疫力を高めることを意識してください。**

75

朝のつま先立ちジャンプは、
リンパを愛する行為。

血液で全身の細胞に栄養を運ぶ血管が上水道だとすれば、リンパ液で細胞から老廃物を回収して運び去るリンパ管は下水道です。病原体と闘う白血球を運ぶなど、免疫に大きく関わる重要なシステムですが、心臓のようなポンプが備わっていません。そのままではリンパ液は流れていかないので、運動やマッサージで刺激して循環させる必要があります。ですから、**座っている時間が長く、リンパ管の刺激になる運動が足りていないと、まるで下水道が詰まった時のように、体の中に大量の老廃物が溜まってしまいます。**

ポンプ機能がなく、もともと動きの鈍いリンパシステムですが、朝は特に鈍感です。朝ベッドから出て立ち上がったら、つま先立ちで1分間ジャンプしてリンパに刺激を与えましょう。第二の心臓と呼ばれるふくらはぎがポンプの役割を果たし、リンパ液を押し出します。また、シャワーの前に硬めの毛のボディブラシで乾いた肌をこするドライスキンブラッシングも効果的です。心臓の方向へ、肌が少しピンク色になるまで強めに行うのがポイント。その他にも、かっさプレートで首と顔をマッサージしたり、深い腹式呼吸をしたりすることでリンパ液の流れを促します。**リンパはあまり注目を浴びることはありませんが、免疫に欠かせない重要なシステムですので、毎日愛を注いであげてください！**

76

自然の中に5分間いるだけで、体への効果は絶大です。

「ビタミンN」って聞いたことはありますか？　そのようなビタミンが実在するわけではありませんが、欧米では自然から得られるパワーをビタミンにたとえ、Natureの頭文字をとってVitamin Nと呼ぶことがあります。**自然の中にはフィトンチッドと呼ばれる木々や植物から放出される物質が漂っていて、その天然の香りにはアロマセラピーのような効果がある**といわれています。この**フィトンチッドを吸い込むと、ナチュラルキラー細胞と呼ばれる白血球の一種が増加することが明らかになっていますし、ストレスホルモンのコルチゾールを減らす効果があるという研究報告も発表されています。**

この効果を得るのはそれほど難しくありません。自然の中にたった5分間いるだけでも気分が改善することが分かっています。わざわざ山奥に出かけていかなくても、近隣の公園や神社を訪れるだけでもよいのです。ベランダでトマトなどの野菜を育てたり、キッチンの日当たりのよい場所で小さな鉢にハーブを植えてみたりするのもよいでしょう。室内ならば、檜《ひのき》オイルをディフューザーで拡散させるとフィトンチッドが放出されるのでおすすめです。ただしオイルは人工のものでなく、自然由来のものを選びましょう。ぜひ積極的に自然と触れ合い、「ビタミンN」の摂取を心がけてみてください。

77

家の中の化学物質が、健康に悪影響を与えているかもしれません。

ひと昔前は、大気汚染といえば自動車の排気ガスや工場の煙でした。しかし、ここ数十年で屋外の空気の質は劇的に改善し、**今や有毒なガスの最大の発生源は、家の中です。**化学物質に対する深刻なアレルギーがない限り、私たちを取り巻く化学物質に気づくことすらできません。目には見えませんし、多くは匂いもしないのですから。

私たちはほとんどの時間を屋内で過ごしていますが、その空気は、洗剤、ヘアスプレー、香水やデオドラントなどのパーソナルケア製品、消臭剤、殺虫剤、漂白剤、家具、カーペット、建築素材などから放出される超微粒子、家の湿った場所で繁殖する小さなカビの胞子、調理で揚げたり炒めたりする時に排出される煙、シャワーやお風呂の水に含まれている塩素などで満たされています。これらの超微粒子は肺の奥深くにまで到達するほど小さく、気道の粘膜に炎症を起こす可能性があります。長期的には、肺疾患、心臓病の症状を悪化させる可能性もあります。

最近は気密性の高い家が増え、エネルギー効率としてはよいのですが、風通しが悪くなっていることも事実です。このような状況で、家の中を健康的な環境に改善することの重要性をみなさんに感じていただきたいのです。

78

窓を開け、洗剤を変え、緑を置く。室内の有害物質を減らすためにできること。

有害な化学物質の最大の発生源である家の中で、私たちができる対策は何でしょう？**何よりもまず、新鮮な空気を循環させるために窓を開けること**です。掃除機をかける時だけでなく、普段から意識的に風を通しましょう。そして、**有毒な微粒子を出している合成芳香剤は捨て、代わりに良質のエッセンシャルオイルを拡散させるとよいでしょう**。また**緑の植物をたくさん置きましょう**。植物は癒しを与えてくれるだけでなく、天然の空気清浄機でもあります。さらに、数え切れないほどの有毒な化学物質を含む家庭用洗剤は止めて、安全な製品に切り替えましょう。日本でも買える製品としておすすめのブランドは、Dr. Bronner's、Ecover、Attitude Living、Seventh Generation です。ひと昔前は日本では購入できなかったエコな製品も、今はかなり入手しやすくなりました。酢、重曹、エッセンシャルオイルなどで自家製の洗剤を簡単かつ安価に作ることもできます。作り方はウェブで検索するとたくさん出てきます。調理中に換気扇を回すこともお忘れなく。これにより、室内の有毒な微粒子が劇的に減少し、小児喘息の軽減にもつながります。

すべての有毒化学物質を取り除くのは難しいですが、減らすためにできることはたくさんあります。有害物質のない家は、家族の健康と幸せを約束してくれます！

79

菌をすべて殺すのは危険。手指消毒剤・薬用石鹼を使いすぎないで。

新型コロナウイルスの感染拡大で、どこへ行ってもまずは手指消毒剤を手に吹きかけることが習慣になった方も多いでしょう。手指消毒剤さえ使えば、一瞬にして手が完全に浄化されたような気分になるかもしれません。確かにアルコールベースの消毒剤はウイルスを不活性化させますが、**使いすぎると深刻な問題を引き起こしてしまいます。**

手の皮膚にはもともと何百万もの細菌が存在していますが、その中で体に有害な菌はほんの一部です。しかし消毒剤には敵と味方の見分けがつかないので、よい菌も無差別に殺してしまいます。よい菌は抗生物質が効かない耐性菌の増殖を抑えるという重要な役割を担っているので、それらが殺されてしまうと、次に深刻な感染症にかかった時に抗生物質が効かなくなるという恐ろしいことになるかもしれません。さらに、アルコールベースの手指消毒剤の継続的な使用で皮膚が傷つき、病原体が侵入しやすくなるだけでなく、手指消毒剤や薬用石鹸に含まれている人体にとっては強すぎる殺菌成分も浸透しやすくなります。その結果、腸内細菌のバランスが崩れ、花粉症やアレルギーを引き起こすという研究もあります。次のトピックでは、手指消毒剤や薬用石鹸を使用せずに手の衛生を保つ方法についてお話ししたいと思います。

80

「薬用」「殺菌」でない普通の石鹼が、手洗いには最適です。

手指消毒液や薬用石鹼を使用せずに手を清潔に保つにはどうしたらよいのでしょう？

答えは意外にシンプル！　**「薬用」「殺菌」「抗菌」などを謳っていない、昔ながらの普通の石鹼と温水で丁寧に手洗いをすることです。普通の石鹼でも新型コロナウイルスを覆っている脂肪の膜を破壊し、不活性化することができる**のです。感染防止のために手洗いは少なくとも20～30秒間行うことが推奨されていますが、これは薬用石鹼でも普通の石鹼でも同じです。殺菌成分入りの薬用石鹼だからといって、時間を短縮できるわけではありません。そうであれば、手に優しく、耐性菌を増やす可能性が少ない普通の石鹼の方がいいですよね。つまり、どんな石鹼を使うかより、どう洗うかの方がずっと重要なのです。少なくとも一日1回は専用ブラシで爪の内側までしっかり洗うとより効果的です。

もちろん医療現場や外出中、水が使えない災害時などでは、手指消毒剤が必要なケースもあります。しかし、家庭では普通の石鹼と温水でしっかり手洗いしていれば、薬用石鹼も手指消毒剤も不要です。よかれと思ってこまめな消毒・手洗いに励んだのに、逆に**手荒れで病原体が侵入しやすくなってしまったり、耐性菌を増やしてしまったりするような残念な結果にならないよう、くれぐれもご注意を！**

81

清潔にしすぎることが、病気の原因かもしれません。

1989年にベルリンの壁が崩壊した時、研究者たちは東ドイツと西ドイツのアレルギーと喘息の発症率を比較しました。当初、衛生状態が悪く大気汚染もひどい東ドイツの方がアレルギーや喘息が多いと考えられていましたが、実際は逆で、東ドイツの子供は西ドイツよりもアレルギー、アトピー、喘息の発生率がはるかに低かったのです。

他にも、発展途上国の子供たちは先進国に比べてアレルギーや喘息の発症率が低いことも明らかになっています。

私たちの免疫システムは、細菌、ウイルス、寄生虫、花粉、ほこりなどに絶え間なく攻撃されることで、何十万年にもわたり進化してきました。しかし、現代の過剰なほど衛生的な生活様式では、免疫システムは何もする必要がありません。そのため、花粉やフケのようなちょっとしたものにも過剰に反応するようになってしまう場合があるのです。必要以上に菌やウイルスを恐れ、徹底的に消毒した清潔すぎる環境で生活していると、免疫力が下がり、逆に健康を脅かされてしまいます。菌やウイルスは敵ではありません。私たちの体を様々な病原体にさらすことで、免疫という自然の防御力を高め、感染症やアレルギーに対する耐性を高めていることを忘れないでください。

82

ペットは、飼い主を癒すだけでなく、免疫も支えてくれます。

ペットが癒しを与えてくれるのはいうまでもありませんが、実は飼い主の免疫力アップにも貢献しています！　ペットの中でも特に犬は散歩に出かけると、外から大量の細菌とウイルスを持ち帰るので、犬がいる家は細菌の多様性が高くなります。また、犬にキスされると、犬の唾液中のバクテリアが飼い主の腸内細菌に影響を与え、免疫力が高まります。犬と一緒に育った子供は、アレルギーやアトピー、喘息などの免疫関連の病気を発症する可能性が低くなることが研究でも明らかになっています。

屋外に出ないペットであっても、ペットが持つアレルゲン（アレルギーの原因になる物質）が、特に発達途中の子供の免疫システムを刺激し、強化します。生後1年以内にペットがいる家に住んでいる子供は、ペットがいない家の子供に比べて健康体であることや、牧場で生活する家族は喘息にかかる可能性が約半分であり、花粉症にかかる可能性は約4分の1になるという研究もあります。さらに、**ペットと触れ合うことで愛情ホルモンのオキシトシンがよりたくさん分泌され、ストレス減少につながることも分かっています。**私は3匹の猫を飼っていて毎日無限の癒しをもらっていますが、その上免疫力も高めてもらっているなんて！　彼らのいない生活は想像できません。

83

赤ちゃんは、いろいろな環境に
チャレンジすることが
免疫トレーニングなのです。

赤ちゃんは2歳頃まで手にしたものは何でも口に入れて舐《な》めています。実はこれ、細菌やウイルスなどをサンプリングして、免疫システムを強くするためのトレーニング。ペットの犬が舐め回したおもちゃや公園の砂場の土など、時々親がびっくりするものを口にする時もありますが、それを「汚い！」と取り上げてしまうのは、細菌恐怖症に侵された半世紀前の考え方です。**赤ちゃんがいろいろなものを口に入れる行為は何十万年も維持されてきたヒトの本能。除菌してすべてを清潔に保っていると免疫力が低下し、逆に健康を害してしまいます**。子供が鼻をほじってそれを口に入れる行為も、見ている方としては恐ろしいですが、免疫強化訓練の一環です。この免疫トレーニングは子供の頃に限ったことではありません。大人も様々な菌にさらされていた方が免疫力は強くなります。

もちろんwithコロナの時代に消毒が不可欠の場面はあります。しかし私はコロナ以前も、日本のパパ・ママたちの過剰な清潔意識や、菌の存在を恐ろしいものとして強調した除菌剤のCMなどに強い違和感を抱いていました。**せっせと消毒しても、菌に触れさせないことで結果的に我が子の免疫力を低下させているということに気づいてください**。私たちと何十万年も共存してきた菌たちは、決して敵ではないのです。

84

かつて、花粉症が貴族の病気といわれた理由をご存じですか？

かつてヨーロッパで、花粉症は「貴族の病気」と呼ばれていました。1872年のイギリスの医学雑誌で、花粉症は裕福な貴族と上流階級にのみ見られ、様々な菌やウイルスにさらされて生活していた一般の人々には見られなかったと記されています。それから約150年。今や日本人の約40%が花粉症で苦しんでいるともいわれ、春が近づくと多くの人が花粉症に備えてマスクや抗ヒスタミン剤、点眼薬などで臨戦態勢に入ります。私が1985年にオーストラリアから初めて日本にやって来て、交換留学生として九州で1年過ごした時、花粉症の同級生はいませんでした。

急激に花粉症が広まった原因のひとつが、清潔すぎる環境です。常に消毒された衛生的すぎる場所で生活していると、免疫システムが過敏になり、花粉症やアレルギーを引き起こす可能性が高まります。**成長の早い段階で微生物や汚れにさらされなければ、ヒトの免疫システムは花粉やほこりのような侵入者に対する反応を適切にコントロールする方法を学ぶことができません**。私たちの体は、ほこりや花粉など本来は無害であるはずの粒子に対して、まるでそれらが致命的な脅威であるかのように過剰に反応してしまいます。つまり、花粉症やアレルギーは免疫システムの誤作動なのです。

85

花粉症を悪化させる食べ物、緩和する食べ物。

花粉症患者の増加には、清潔すぎる環境に加えて、食の欧米化や加工食品の普及が拍車をかけています。パン食により小麦に含まれるグルテンの摂取量が増えたことで、腸にダメージを与え、免疫に悪影響を及ぼしたり、添加物や人工甘味料が、腸内細菌のバランスを崩したりします。またマーガリン、ショートニング、加工植物油脂などに含まれるトランス脂肪酸、過剰な糖分と炭水化物、乳製品も花粉症の原因になります。

では、食生活でつらい症状を軽くするにはどうすればよいのでしょう？　まず何といっても緑茶を飲むことです！　緑茶に含まれるカテキンは、アレルギー反応を引き起こすヒスタミンやＩｇＥという成分の生成を抑えます。また、紫玉葱、緑茶、リンゴ、ケール、黒系ブドウ、そしてカボス、スダチ、レモンなどの柑橘類に多く含まれるケルセチンは、天然の抗ヒスタミン剤といわれ、眠くなったり粘膜が乾燥したりする副作用もありません。その他にも、フラボノイドが豊富な果物や野菜もヒスタミンを抑える効果があり、抗炎症・抗酸化作用の強いエゴマ油、自然の抗炎症剤である生姜やウコン、腸内細菌のバランスを整える味噌、納豆、漬物、プレーンヨーグルトなどの発酵食品、サーモンやイワシなどオメガ３脂肪酸が豊富な魚もおすすめです。

86

マスクが、免疫へのマイナス効果をもたらすこともあります。

今回のコロナ禍《か》で、マスクが感染予防に効果的かどうかには賛否両論があり、現時点では店舗や電車の中などでエチケットとしてマスク着用が求められています。しかし、外を一人で歩いたりジョギングをしたりしている時、自転車に乗っている時、また一人で車を運転している時にもマスクを着けることには、私は疑問を感じています。

長時間のマスク着用には、いくつかの明らかな問題点があります。まず、新鮮な空気を充分に吸えないと酸素が不足し、頭痛や集中力低下の原因になります。また、感染予防のために着用しても、皮肉なことに酸素不足で免疫細胞が減少する可能性も指摘されています。さらに、肺が排出しようとしている二酸化炭素を再度吸い込んでしまうので、頭痛、めまい、眠気、疲労、息切れを引き起こす可能性もあります。その他にも、マスクをすると口呼吸になりやすく、さらに水を飲むのが面倒になって水分摂取量が減る傾向もあります。そうなると、口の中が乾燥して唾液が減り、結果として歯周病や口臭が悪化するという問題も起こっています。この症状は海外の歯科医たちの間で「マスクマウス」と呼ばれ、メディアでも大きく取り上げられています。**マスクを着けるべき時は着け、それ以外はなるべく外すという工夫が必要だと感じています。**

87

オーガニックの布マスクに、エッセンシャルオイルを垂らしてみて。

マスクに関してもうひとつ忘れてはならないのが、使い捨てマスクの問題です。まず、地球環境への悪影響が懸念されています。使い捨てマスクのほとんどはポリプロピレンというプラスチック素材でできているので、世界中の人々が毎日使用すると、年間で大量のリサイクルできないプラスチック廃棄物が発生し、自然界で分解されるまでに数百年かかるといわれています。また、ポリプロピレン製のマスクからは微量ではありますが人体に害を及ぼす化学物質を含むガスが放出されているので、それを長期間にわたり吸い込むことによる健康被害も懸念されています。

このような問題を避けるために、私はオーガニックのシルクやコットンのマスクを毎回洗って使っています。また、ベルガモットのエッセンシャルオイルを一滴落としたティッシュをマスクの中に入れています。よい香りがするのはもちろん、免疫力を高め、ストレスホルモンのコルチゾールを減らしてくれるメリットもあります。**現時点ではあらゆる意味で完璧なマスクは存在しません。**少なくとも、一人で外を歩いている時や運動中、運転中などはマスクを外していつも通りに呼吸し、できるだけ新鮮な空気を吸い込んでください。**いつでもマスクをすればＯＫではなく、状況に応じて判断することが大切です。**

88

私たち人間も
何兆ものウイルス、細菌、真菌が生息する
生態系の一部です。

新型コロナウイルス、インフルエンザウイルス、エボラウイルス……。ウイルスと名の付くものは怖いイメージがあるかもしれません。しかし、細菌の中には腸内細菌のように体にとってよい菌もあるように、**実はヒトの体に住み免疫機能を助けてくれる常在ウイルスも存在することが明らかになってきました**。この常在ウイルスのお陰で免疫システムが鍛えられ、喘息、アトピー、アレルギーが減少するという研究結果も報告されています。

そもそもウイルスとは何でしょう？　細菌と違い、ウイルスは細胞を持たない小さな粒子です。自分の細胞がないので、別の細胞に入り込まなければ増殖できません。それにも関わらず、消化器系、口、肺、さらには血中にさえ、体全体で３８０兆を超えるウイルスが生息しており、ヒトの体の細胞の数だけでなく、体内の細菌の数をも上回っています。この常在ウイルスの集団はヴァイロームと呼ばれ、続々と新しい事実が明らかになっています。

忘れないでください。ヒトは何兆ものウイルス、細菌、真菌が生息する生態系の一部であり、免疫システムはこれらと共存してきた証であることを。消毒液やマスクの力で菌やウイルスを完全に排除できるという考えは時代遅れです。私たちの免疫システムは、充分に強力なのです。

89

よい香りはリラックスを促すだけでなく、
抗ウイルスにも効果があります。

何かの香りを感じた時、実際には私たちが吸い込んだ小さな香りの分子が鼻の中の粘液に溶け込んでいます。この分子は脳へ信号を送り、香りを認知させるだけでなく、喉、気管支、肺にも影響を与えます。**植物の香りの成分を抽出したエッセンシャルオイル（精油）は、その成分が体内に取り込まれると、ストレスを和らげ、ホルモンのバランスを整え、パワフルな免疫増強効果をもたらします。**このメカニズムを利用したのがアロマテラピーです。日本ではリラクゼーションのひとつだと思っている人も多いですが、欧米では様々な医療現場で自然療法のひとつとして用いられています。

多くのエッセンシャルオイルには殺菌効果のある成分が含まれていて、空気中に漂う病原体を減らしてくれます。例えば、ベルガモット、ユーカリ、シナモン、レモングラス、ラベンダー、ゼラニウム、ティーツリーの香りには、抗ウイルス作用が期待できます。エッセンシャルオイルを拡散させ、体内に取り込むことは呼吸器系の感染症に対する強力な武器になりますので、ぜひ日本のみなさんにも香りを楽しむためだけでなく、免疫力を高める治療的メソッドのひとつとして取り入れていただきたい習慣です。人工香料ではなく、自然の植物から抽出した１００％の天然オイルを選んでくださいね。

90

自律神経のバランスが、免疫のために重要な理由。

目が回るような忙しさで、ストレスだらけの毎日を送っているあなた！　**ストレスが続くと、呼吸や消化、排泄など、生きていくために欠かせない機能を司る自律神経が悲鳴を上げてしまいます**。自律神経には緊張や興奮を促す交感神経と、リラックスを促す副交感神経の2種類があり、車にたとえると交感神経はアクセル、副交感神経はブレーキの役割を果たします。緊張しっぱなしの毎日でアクセルだけを踏み続けると、ブレーキが故障し、自律神経のバランスが崩れてしまいます。その結果免疫力が弱まり、風邪やインフルエンザなどの感染症にかかりやすくなることが研究で明らかになっています。

例えば唇に小さな水ぶくれができて炎症を起こす口唇ヘルペスというウイルス性の病気がありますが、最初に感染した後、ウイルスは冬眠状態になり影を潜めます。交感神経と副交感神経のバランスがとれている時は、ウイルスは免疫細胞によって抑えられていて無症状ですが、ストレスに直面したり睡眠時間が不足したりすると、免疫力が弱まり、ウイルスが再び暴れ始め、強烈な痛みが再発します。**交感神経と副交感神経のバランスを保つことは、病原体を体内に入れないためにも、また、すでに体の中に潜んでいる病原体を活性化させないためにも、非常に重要なポイントです**。

91

たった3分で自律神経を整え、リラックスできる方法があります。

どうすれば交感神経と副交感神経のバランスを整えることができるのでしょう？　たった3分でリラックスした状態になり、踏み込みすぎたアクセルから足を離すことができる、とてもシンプルな方法をご紹介しましょう。まず、**座っていても寝ていてもいいので楽な姿勢で目を閉じ、片手または両手を心臓の位置に当てます。お腹の一番奥深くに空気を送り込むイメージでゆっくりと鼻から息を吸い込み、同様に鼻から長く吐き出します。そして幸せ、喜び、感謝、平和、ポジティブな気持ちにしてくれる人や場所、ペット、出来事などを思い浮かべます。たったこれだけで副交感神経が修復され、体がリラックスモードに変わります。**

交感神経と副交感神経のバランスがとれているかどうかは自分では分かりづらいですが、それを知るための指標のひとつとして、心拍数変動（HRV＝Heart Rate Variability）という数値が近年注目を集めています。心拍数変動は心拍数とは異なり、脈と脈の間隔の変化を表し、値が高いとストレスへの耐性が高いことを意味します。指輪や手首に巻くバンドなど、ウェアラブルなセンサーで計測し、アプリで記録することができます。免疫力を高めるための努力の効果が出ているか、モチベーションを保つためにも使えます。

92

社会が生み出す孤独は、ウイルス感染と同じくらい大問題です。

ヒトという生物は、もともと単独で生きていくように創られていません。他者とのつながりは、食べ物や水と同じくらいなくてはならないものであり、人生の幸福度を大きく左右します。新型コロナウイルスの感染拡大でライフスタイルに大きな変化が生じ、今までにない孤独を経験した人も多いでしょう。私は最初の緊急事態宣言解除後初めての撮影現場で、若いディレクターの女性と会った時のことが忘れられません。彼女は人と会うのが3週間ぶりだといって、泣き出しそうな顔をしていました。オンラインではなく、直接会って触れ合えるコミュニケーションに心底飢えている様子を見て、胸が痛みました。

社会的孤立や孤独感は、メンタル面だけでなく、免疫にとっても大敵です。孤独を感じると免疫細胞は弱体化し、風邪やインフルエンザのような感染症を防げなくなるだけでなく、うつ病、肥満、がん、心臓病、アルツハイマー病など、様々な病気を引き起こします。実際、社会的孤立と孤独感は、一日15本の煙草を吸い、アルコール度数5%の缶ビールを約6本飲むのと同じくらい、死亡リスクを高めるという研究があるほどです。新型コロナウイルスの今後の影響は感染対策や経済的な問題以外にも、社会的孤立と孤独感がますます大きな社会問題を引き起こすのではないかと危惧しています。

93

ちょっとしたおしゃべりで、病原体を寄せ付けない体作り。

では、社会的孤立、孤独感を防ぐにはどうしたらよいのでしょうか？　待っているだけでは何も変わりません。自分からアクションを起こし、親しい友人や家族、同僚を積極的にお茶や食事、ビデオ通話に誘ってみましょう。共通の趣味の新しい仲間を見つけ、絆を育むのもよいでしょう。**誰かとつながっていると実感できる時、例えば仲のいい友人とコーヒーを飲みながら雑談しているだけでも、愛のホルモン、絆のホルモンと呼ばれるオキシトシンが分泌されます。**幸せで満たされた穏やかな気持ちでいるために、特に女性にとってこのオキシトシンは最も重要なホルモンのひとつです。オキシトシンが分泌されると、免疫機能の敵であるストレスホルモンのコルチゾールが減少するので、病原体を寄せ付けない強い体を維持するためにも、オキシトシンは欠かせません。

貧しい人々の救済に生涯を捧げた修道女、マザーテレサは言いました。「現代の最も重い病は結核でもハンセン病でもなく、誰からも望まれていない、愛されていない、大切にされていないという気持ちになることです」。今日《こんにち》、多くの病気は薬で治せるようになりました。しかし、孤独感はそうはいきません。**人と人とのつながりは、医療技術が進んだ現代においても、昔と変わらず非常に優れた自然の薬なのです！**

94

風邪をひいた時、すぐに抗生物質に頼っていませんか？

風邪をひいたと思ったらどんな薬を飲みますか？　とりあえず市販の総合感冒薬を飲んで、効かなければ病院を受診して抗生物質（抗生剤）を出してもらうという感じでしょうか？　抗生物質は医師が処方するので、成分がより強力で効き目は抜群だと思っている方も多いでしょう。しかし風邪の原因の80〜90％はウイルスです。**ウイルス性の風邪の場合、細菌にしか効かない抗生物質を飲んでも全く効かないばかりか、腸内の免疫細胞を殺してしまい、免疫力の低下を招く危険性があります。**また、**乱用すると抗生物質が効かない耐性菌が増えてしまう可能性もあり、そうなると本来ならば抗生物質を飲めば治るはずの病気の時に、効かなくなってしまいます。**さらに、メタボリックシンドローム、肥満、糖尿病、乳がんのリスクを高めたり、喘息、花粉症、皮膚のトラブルや食物アレルギーを引き起こしたりするということも明らかになっています。

風邪をひいた時に抗生物質が処方されるのは、細菌による風邪の可能性がわずかでもあるので念のため、または細菌性の合併症の予防のためです。ですから本当に抗生物質が必要な状態か、医師にしっかり確認してから飲むようにしましょう。体のためにと服用した薬が、腸内フローラを破壊し、免疫力を低下させてしまっては本末転倒です！

95

人生を簡素化するために、「ノー」といえる自分を目指しています。

自分にとって本当に必要なものだけを選択し、人生をシンプルにして最小限のもので丁寧に暮らすミニマリストの生き方が世界的に注目を集めています。これは、現代の生活の複雑さ、消費主義、ストレス、スピードに対するアンチテーゼであり、解毒剤でもあります。普段は忙しすぎてそんなことを考える暇はないという人も、コロナ禍で自分と向き合う時間を作れるのであれば、人生の簡素化を実行する絶好のチャンスです！

人生を簡素化すると、まるで肩から大きな荷を下ろしたように体が軽くなり、時間という貴重な資源を手に入れることができます。時間は誰にも等しく有限です。残念ながら、どんなに頑張っても与えられた時間を増やすことはできません。ですから、その限りある時間の中で、自分が自由に使える時間を作り出さなければいけないのです。

人生をシンプルにするということが持つ意味は人によって異なりますが、私にとっては、不要なものやこと、悪い習慣、過剰なコミットメント、本当は断りたいのに「ノー」といえないことをできるだけ減らすことです。**少し先の未来ですら不確定な今だからこそ、あえて立ち止まり、人生において何が重要か、何が不要か、あらためてひとつひとつ確認することの重要性を痛感しています。**

96

こんまりさんの片づけ術は、
私にも大きな影響を与えました。

人生をシンプルにするために何といってても外せないのが、目に見える「もの」の整理です。この物理的な整理整頓は、家の中に新たな空間を生み出すだけでなく、気持ちにも余裕をもたらしてくれます。あなたを取り囲むものは、真に価値あるもの、あなたを幸せにするものでなくてはいけません。そして量より質を選べば、整理整頓の作業もシンプルになり、簡単にものを見つけられるようになります。

整理整頓には様々な方法がありますが、中でも『人生がときめく片づけの魔法』の著者、近藤麻理恵さんのメソッドは世界中に驚異的なインパクトを与えました。この本は『The Life-Changing Magic of Tidying Up』と英訳され、彼女の名前、「Kondo」や「KonMari」が「片づける」という意味の動詞になったほどです。

ものであふれ返った空間で暮らしていると、特に女性はより強いストレスを感じ、コルチゾールというストレスホルモンが増加します。コルチゾールは免疫力を下げるだけでなく、美しさの大敵でもあることを忘れないでください。私も、家の中はもちろん、パソコンのデスクトップやメールの受信箱も、どうすれば効率的に片づけられるか日々模索中です。

97

「すべきこと」から「やりたいこと」へ、
人生を再設計する時が来ました。

新型コロナウイルスの影響で、物理的に人と距離を置く時間が増えました。そのデメリットはたくさんありますが、悪いことだけではありません。いつもより自由に使える時間が増えた人は、SNSや動画を見てなんとなく過ごすのではなく、この貴重な時間を人生の再設計にあててみてはいかがでしょう？　自分の心の奥深くに語りかけ、本当の気持ちを探ることを、英語ではソウルサーチングと呼びます。「すべきこと」「しなければいけないこと」ではなく、「やりたいこと」を再確認するための方法です。

自分のことは自分が一番よく分かっていると思っているかもしれませんが、実は子供の頃に親や家族、教師や友人から刷り込まれた信念によって、自分の心の声が聞こえなくなってしまっていることも多いのです。そんな時には、ソウルサーチングのための質問が役立ちます。これらの質問に正直に答えていくと、いくつもの気づきがもたらされ、自分が本当に望んでいる人生が明確になります。そして、それを実現するための方法も導き出されます。内面に問いかける非常に深い質問なので少しまとまった時間が必要になると思いますが、今はまさに絶好のチャンス！　次のトピックで実際に挑戦してみましょう。

98

心の声を明らかにするための質問に答えてください。

心の声を明らかにするために、回答は必ず書き留めてください。心の中で思うだけよりも、文字で視覚化する方がより効果が高まります。気分が上がる素敵なノートを見つけて、お気に入りのカフェでリラックスしながら書いてみるのもよいでしょう。いくつかの質問はとても単純に思えるかもしれませんが、省略せずにきちんと答えてみてください。誰かに見せるものではありませんので、**とにかく正直に書き出すことが重要です。**

■心から幸せだと感じられるのは何をしている時？

■今のあなたの人生は、思い描いていた理想の生活？

■誰からも一切非難されないとしたら、何をしたい？

■余命1年といわれたら、何をする？

■3年前の自分にアドバイスできるとしたら、何を伝える？

■あなたの人生の最大の目標、夢は何？

■その目標や夢を邪魔しているものは何？　どうすれば克服できる？

■残りの人生で何かを無料でやるとしたら、何をしたい？

■家族や周りの人々のためではなく、自分のために生きている？

■明日死ぬとしたら、一番後悔することは何？

■あなたの人生で最も重要なことは何？

■あなたの理想的なキャリアは何？

■今日からどのようにして理想的なキャリアを築き始めることができる？

■あなたの理想の家はどんな感じ？

■あなたに最もよい影響を与える理想の人は誰？

■どうすればその人のようになれる？

■理想的な人生のパートナーはどんな人？　今どこにいる？

■止めてしまいたい悪い習慣は何？

■どんな習慣を身につけたい？

■理想の一日はどのような一日？

■愛と敬意をもって自分を扱っている？

■どうすればもっと自分を愛することができる？

■あなたの理想的な自分はどんな自分？（健康面、美容面、メンタル面など）

■今、あなたの人生の最優先事項は何？

■人生で絶対にやっておきたいことは何？

■若い頃のお気に入りの趣味は何だった？

■どうすればあなたの人生をより有意義にできる？

■人生のモットーは何？

答えを書いたら、それを実現するために何ができるか、それぞれ考えてみてください。答えはその時々で変わっていくので、一カ月に1度、1～2時間かけて繰り返し行うことをおすすめします。そしてその都度、自分の正直な気持ちが理想とする人生を再確認し、努力の方法も変えていくことができます。**自分自身を知ることは、生涯にわたる冒険なのです。**

99

人生は予期せぬ出来事の連続。
だから、自分と本気で向き合い、
自分に正直に生きましょう。

新型コロナウイルス感染症の流行で窮屈な生活を強いられたり、新しい生活様式に戸惑ったり、大変な状況はまだ続いていますが、こんな時こそこれまで鍛えてきたポジティブ思考を試す絶好のタイミングです！　状況を変えるのは難しくても、その状況に対する自分の考え方を変えることは可能です。例えば、見事に咲き誇るバラの花にも、少し視点をずらせば茎にトゲがついています。優雅な花に焦点を合わせれば幸せな気持ちになりますし、トゲばかりを見つめていては暗く不安な気持ちになってしまいます。しかし、花もトゲもあるからこそ、バラという存在があるのです。**人生も楽しいことだけでなく、予期せぬ悲しい出来事も起こります。しかし、それもすべて合わせて人生なのです**。人生の楽しい部分に焦点を当て、気持ちを集中させることは可能です。常にポジティブな心構えで生きていると、自然と楽観的になり、大変なことが起こっても、後から「あれがよいターニングポイントになった」と思える時が必ずやってきます。

これまでの生活のすべてが再評価され、新しい価値観が創造されている今、戸惑うことがあって当然です。大切なのは、自分と本気で向き合い、自分に正直に、そしてポジティブ思考で生きること。それを意識することがこれからの人生を支えてくれます。

100

人生には2つの生き方しかない。
ひとつは奇跡など
存在しないかのように生きること。
もうひとつはすべてが
奇跡であるかのように生きること。

これは、かの有名な物理学者、アルベルト・アインシュタインが残した、私の大好きな言葉です。今、私たちが生きている世界は、これまでの価値観がひっくり返され、誰も予想できなかった変化に直面しています。

しかし、考えようによっては悪いことばかりではありません。**忙しすぎる毎日の中で走り続けるしかなかった人も、一時停止ボタンを押され、自分にとって本当に大切なものは何か、人生をどのように生きたいかを考え直す機会を与えられました。**私自身は、50歳を迎えた節目の年にコロナ危機が重なり、いくつかの大きな気づきがありました。そのひとつが、本当にやりたいことは何よりも先に実行に移し、その瞬間に感謝すればいいということです。母が進行がんを患い、間近でその様子を見ていたことも、今この瞬間の美しさをよりリアルに痛感した理由かもしれません。

アインシュタインが残したこの言葉が、今まで以上に胸に沁みわたっています。**つい見過ごしてしまいがちな些細なことこそが、かけがえのない奇跡です。その奇跡は、誰かに見せびらかしたり、評価されたりするものではなく、自分で感じ取るものです。**健康でいられることに感謝しつつ、今この瞬間をしっかりと楽しみたいと思っています。

おわりに

誰もが生まれながらにして持っているエレガントで逞しい免疫システム。この本を読み終えたあなたは、自分の免疫力を信頼できるようになったでしょうか？　少なくとも、マスクや消毒さえしていれば感染症を防げるという考えはなくなったのではないかと思います。

新たな病原菌が出現したら、ワクチンや特効薬が開発されるのをひたすら待つしかないと思っていた人も、他にも自分でできることがたくさんあることにお気づきいただけたことでしょう。私たちの体に備わっている免疫システムは、きちんとケアしてあげれば奇跡的なパワーを発揮してくれます。つまり、すべては自分次第なのです。

この本の中で繰り返しお伝えした通り、細菌やウイルスは決して悪者ではありません。問題は、私たちの体内環境の方なのです。新型コロナウイルス感染症の世界的なパンデミックは、細菌やウイルスと上手に共存してきた人類が、本来営むべき健康的な生活から大きくかけ離れ、限りなく不健康なライフスタイルを送っていることへの警鐘なのかもしれません。

今回のコロナ禍で、私たちは心身共に幸せな人生のために営むべき食生活、ライフスタイルについて、あらためて考え直す機会を得ました。美の基準も、見た目の美しさから生き抜く力へと、これから大きく変わっていくことでしょう。いつまでもマスクと消毒に頼る生活ではなく、自らの免疫力を鍛え、ウイルスに怯える日々から一歩踏み出す生活へ、私と一緒にみなさんも変えていきませんか？

また気兼ねなくハグできることを願って

２０２１年１月

エリカ・アンギャル

構成・翻訳

石山和子

カバー写真

takasan-stock.adobe.com

ブックデザイン

原てるみ（mill inc.）

DTP

美創

エリカ・アンギャル
Erica Angyal

1969年オーストラリア・シドニー生まれ。シドニー工科大学卒業、健康科学学士。ネイチャーケアカレッジ卒業(栄養学)。オーストラリアで医師とともに、アレルギーや自己免疫疾患、心臓病や糖尿病などの生活習慣病や、肌コンディションに悩む患者の治療に従事。

その後、2004年から8年間、ミス・ユニバース・ジャパン公式栄養コンサルタントとして世界一の美女を目指すファイナリストたちに「美しくなる食生活」を指南。栄養学、薬理学、生理学など予防医学における幅広い専門知識を駆使し、〝内側からより美しく、心も身体も健やかに輝く〟をテーマに、ハッピーな毎日のための食とライフスタイルを発信。2015年からNHKワールドの海外向け番組『Medical Frontiers』のプレゼンターも務める。

著書『世界一の美女になるダイエット』『世界一の美女になるダイエットバイブル』『30日で生まれ変わる美女ダイエット』(すべて幻冬舎)は累計50万部のベストセラーとなり、多くの女性たちの食に対する意識を変革した。その他に『グルテンフリーダイエット』(ポプラ社)、『自信という最上のドレスの手に入れ方』『ラブダイエット』(ともに幻冬舎)、『SUPER BEAUTY SWEETS』(小学館)、『和食の食べ方を知れば、女性はもっと美しくなれる』(学研プラス)、『スーパーモデルの食卓』(宝島社)などがある。

最強でエレガントな
免疫を作る
100のレッスン

2021年2月25日　第1刷発行
2021年8月31日　第2刷発行

著　者　エリカ・アンギャル
発行人　見城 徹
編集人　菊地朱雅子
編集者　竹村優子

発行所　株式会社 幻冬舎
　　　　〒151-0051 東京都渋谷区千駄ヶ谷4-9-7
電　話　03（5411）6211（編集）
　　　　03（5411）6222（営業）
振　替　00120-8-767643
印刷・製本所　株式会社 光邦

ISBN978-4-344-03752-6　C0095

幻冬舎ホームページアドレス
https://www.gentosha.co.jp/

この本に関するご意見・ご感想を
メールでお寄せいただく場合は、
comment@gentosha.co.jp まで。